Une **VIE** pour une **VIE**

Johann Berneron

A Nôa, Nathalie

Mes Parents

Lydie, Tiffanie, Franck

Claudie

Professeur Decramer

Michel Réglat

Maître Didier

Mes Amis

A la promesse faite à mon Père

Merci petit ange,

Tu as quitté la vie sur terre, ange gardien,

souffle de vie pour Nôa.

Tu fais partie de notre famille.

Tu es en nous.

Sache que nous prendrons grand soin
de ce précieux cadeau que tu nous as fait.

Grâce à toi, (étais-tu enfant ou adulte ? Cela reste notre question),
ta famille, nous savons qu'il n'y a pas de plus beau présent que la vie.

C'est avec beaucoup d'affection que, nous parents,
vous disons MERCI !

Merci,
Merci n'est qu'un petit mot, qui se compose de seulement 5 lettres.
Il est utilisé, tout simplement, pour remercier les personnes qui nous entourent. Pour peu quelquefois : pour avoir eu du sel à table, pour avoir eu un morceau de pain...
Merci devient un mot magnifique
qui prend un sens plus profond, plus solennel,
lorsque le « peu » devient « beaucoup ».
Je remercie mon donneur,
parce que le prix de ma vie c'est la sienne, tout comme il a permis, sans doute, à d'autres de renaître.
Cela fait 7 ans et quelques mois derrière, que je suis transplantée de ton rein.
Merci à toi, mon donneur, qui m'a fait « renaître de mes cendres, un peu comme un phénix ».
Chaque jour, j'ai un peu de ta vie. Chaque jour, tu me fais revivre. Tu me permets de rire avec mes amis, de pouvoir courir, nager et faire bien d'autres activités.
Je ne suis pas comme tout le monde. Ma différence, c'est les sports que je ne peux pas faire, des médicaments à prendre à heures fixes, un diabète...
Ma différence, c'est d'être riche de toi !
Je peux dire que je suis heureuse de vivre ! Je te dois ce bonheur !
Merci à toi ! Merci à ta famille ! Merci pour le trésor que je porte là, en moi !
Merci à toi qui lis ces lignes, car mon donneur ça pourrait être, toi ou bien ton ami. Ça pourrait être ton cousin, ta cousine, ton frère, ta sœur, ton grand-père ou ta grand-mère. Merci parce que tu pourrais être ce cadeau de la vie !
En donnant un peu de toi, tu aurais le pouvoir de faire renaître tout de moi !
Merci

Le 17 juin 2015, Nôa
« Mais je crois que l'Homme est l'auteur de sa vie et que son histoire s'écrit tout d'abord dans sa tête ». Copyright ; Natacha Birds

30 octobre 2013…
Sur le calendrier de nos vies,
Il y a des dates qui indiquent de nouvelles directions…

Chapitre 1 :
30 octobre 2013…

Nous nous rendons au service de Néphrologie de l'Hôpital des Enfants de Toulouse, pour la consultation mensuelle de notre fille, qui a subi le 11 décembre 2007 une greffe rénale.

Comme à chacun de ces rendez-vous, depuis sept ans, la matinée débute par toute une série de bilans sanguins et autres, suivie de la visite médicale avec le médecin.

Ce pourrait être *« tout comme d'habitude »* et pourtant… L'habitude n'est pas au rendez-vous, ce 30 octobre. Je souligne juste au Professeur Decramer que le diabète de Nôa est difficile à vivre au quotidien. Nos journées, nos vies sont rythmées par les contrôles de glycémie, les injections d'insuline, la gestion de repas équilibrés. De plus, s'ajoute la prise des anti-rejets, à heures fixes et chaque jour. Il m'écoute avec une extrême attention et instantanément je comprends que nous allons vivre, un moment important.

Depuis le 18 décembre 2006, jour où il a sauvé notre fille, j'ai appris à lire sur son visage, dans son regard. Mêmes retenues, peut-être par pudeur, les émotions qui accompagnent les bonnes nouvelles sont perceptibles. A l'inverse, je devine, tout aussi aisément, l'instant critique moins réjouissant… Aujourd'hui, les signes ne trompent pas. A mon questionnement sur le diabète, je le sens embarrassé.

Sait-il aussi lire sur mon visage ? Ou est-ce sa grande expérience professionnelle ? Pour me rassurer, il commence à me dire, qu'à ce jour, les résultats des bilans de suivi sont très satisfaisants et qu'il y a une solution envisageable pour pallier au diabète.

Nous sommes, tous deux, père et fille, suspendus à ses lèvres. Au fur et à mesure, nous décodons son message. Les mots sont lâchés : *« double transplantation rein-pancréas »* ! Le Professeur Decramer qui mesure bien l'impact de ces derniers mots, insiste sur le fait qu'à ce jour les résultats d'examens sont très bons, qu'une nouvelle transplantation n'est pas à l'ordre du jour, mais qu'inéluctablement, *« le plus tard possible, espérons-le »*, une deuxième greffe s'imposera. Alors, la double transplantation permettrait à Nôa de vivre sans cette maladie qu'est le diabète.

Je ne bronche pas. Il faut digérer la nouvelle et intégrer dans nos esprits que la durée de vie d'une greffe est limitée. Nous le savions, mais aujourd'hui cela devient une évidence.

Nous quittons le cabinet du médecin. Un taxi nous attend pour nous ramener chez nous, dans l'Aveyron, à 130 Kilomètres de l'Hôpital des Enfants.

Comme après chaque consultation, lorsqu'elle ne peut pas être présente, retenue par son travail, je téléphone à Nathalie, mon épouse. Instinctivement, je partage le positif de la consultation et ensuite vient l'évocation de l'avenir en soulignant le *« tout va bien aujourd'hui »* du Pr Decramer. Elle accuse le coup, raccroche… Comme elle doit se sentir seule, loin de nous deux…

Du haut de ses 12 ans et surtout de son parcours face à la maladie, notre fille sait l'inquiétude qui nous habite. Durant les 2 heures de trajet, nous ne voyons pas défiler les paysages environnants, nous revenons, tous deux, sur les années passées, depuis ce mois de décembre 2006, avec les combats menés, les peurs, les angoisses, mais aussi les victoires remportées, les espoirs, les joies. Nous nous disons que nous irons à la prochaine bataille, ensemble, forgés par les leçons de la vie apprises !

« Même pas peur » ! Le défi est lancé !

Le taxi nous dépose à la maison. Un rapide coup d'œil à la montre, il est midi. Le temps presse, préparer le repas, manger, donner les médicaments et permettre à Nôa de se reposer de ces matinées fatigantes, car levée à 6 h 30 pour être à l'heure à l'hôpital, à jeun.

Dans le silence du salon, je m'installe sur le canapé. Je réfléchis à la conversation de ce matin avec le Professeur Decramer. Sur le tableau noir de mes pensées s'inscrit à la craie rouge cette phrase :

« Nous n'aurons jamais une vie ordinaire ».

Dans la normalité de la vie, pour casser la routine de l'ordinaire, nous recherchons l'extraordinaire. Moi, j'ai soif d'un ordinaire. Paradoxal, n'est-ce pas ?

Alors sur le tableau de mes pensées, j'écris, à la craie blanche, cette question :

« Que faire pour vivre une vie ordinaire » ?

Une réponse me vient tout de suite à l'esprit. D'abord, il faut nous rendre la vie plus simple, plus facile. Comment ? Se libérer de toutes les charges qui alourdissent notre marche, en particulier, à ce jour, notre maison. Elle est un poids de fatigue lorsqu'il faut se rendre à Toulouse pour les rendez-vous. Un poids d'insécurité en cas d'urgence que l'Hôpital de Villefranche ne peut pas gérer. Un poids d'isolement car située dans un tout petit hameau… La solution, vendre et se rapprocher de Toulouse ! Je n'y vois que du positif pour l'équilibre familial, se projeter dans l'avenir et nous permettre de VIVRE, simplement…

Nôa entre dans l'adolescence et pourra, ainsi, profiter des distractions de son âge. Très bonne élève, nous n'aurons pas à nous poser la question des internats et plus tard des résidences étudiants.

Nous gagnerons en économie de fatigue, sécurisés par la proximité de l'hôpital référent. De plus, en cas d'hospitalisation, nous pourrons, le plus possible, préserver notre quotidien.

Il n'y a pas de gare dans notre petit hameau aveyronnais et je ne veux pas rater pour notre famille le train « *Bonheur* » !

Cette perspective devient très vite une certitude qui ne laisse aucun goût de regret. Mon côté « *fonceur* » certainement, mais bien plus, les valeurs données par mes parents. Je mesure la chance d'avoir été élevé dans une famille où le bien-être de l'autre était un exemple.

Le soir venu, mon épouse rentre du travail. Enfin, nous nous retrouvons dans ce cocon qui n'est pas fait de pierres mais de la force des sentiments qui nous unissent. Comme d'habitude, nous prenons un petit apéritif, revenons sur la consultation de ce matin à l'hôpital, partageons nos inquiétudes, espoirs et nos interrogations sur l'avenir de notre famille.

Il y a bien des années, fin 2007, pressentiment ou goût personnel, je ne le définirais pas maintenant, j'avais évoqué mon désir de vendre la maison avec les mêmes arguments qu'aujourd'hui. Nous venions alors de passer un an à l'Hôpital des Enfants, Nathalie ne pouvait l'envisager. Retrouver sa maison, c'était se poser bien au chaud dans un cocon ; comme protégée des tempêtes vécues à Toulouse. Nôa trouvait, dans ce coin de campagne, les bonheurs d'une enfant de 6 ans.

Le temps écoulé a donné des forces à chacun et aujourd'hui, mon épouse me rejoint totalement dans ce projet. Nôa s'en fait même une joie ! Cette joie sera pour nous une motivation supplémentaire.

Mais comment en faire l'annonce à nos familles, à nos amis ? Nous ne voulons ni brusquer, ni blesser ceux qui nous sont chers. Nous décidons de donner un peu de temps au temps. Nous avons appris cela durant la rude année de 2007. La précipitation n'est pas bonne conseillère. Nous laissons passer quelques jours, puis Françoise, ma maman, sera la première personne à qui je vais en parler. Je lui expose toutes les raisons de ce choix que la vie nous impose. A travers un rideau de larmes, ses mots sont un bienfait :

— Faites-le, ne pensez qu'à vous trois. C'est pour le bien de ma précieuse petite-fille.

Nous discutons longtemps sur la fragilité de la vie, dont le sens s'est aiguisé, lors de ce terrible jour de décembre 2006 où la vie ne tenait qu'à un fil pour Nôa.

Il me revient aussi à l'esprit cette phrase prononcée dans le bureau du notaire, Maître F.R. lors de la succession de mon père :

« N'oublions jamais que nous ne sommes que locataires de notre vie ».

Autant d'évènements douloureux qui font que l'ordre des priorités de ma vie s'est inversé. Aujourd'hui, une valeur prend pleinement tout son sens, VIVRE, car le temps ne se rachète pas.

Par la suite, ma sœur Lydie, son ami Franck et ma nièce Tiffanie, nous apporteront leur soutien dans notre choix.

Cela fait tellement du bien d'être acceptés et encouragés dans les décisions que les épreuves nous imposent, alors que nous sommes les seuls à les comprendre, puisque nous seuls les vivons.

Nous reprenons un peu de souffle, puis il est temps de le dire aux amis.

L'amitié n'est pas un vain mot pour moi. C'est un pacte qui scelle des liens. Un *« mot de passe »* qui ouvre la porte d'une intimité forte partagée. Il fut d'ailleurs, pendant longtemps, ce *« mot de passe »* utilisé pour mon accès à mes données informatiques.

25 ans, déjà, que notre bande de joyeux lurons a fait sienne cette chanson de Georges Brassens : *« les copains d'abord ». « …Au rendez-vous des bons copains, y'avait pas souvent de lapins… »* Je ne veux pas être ce lapin ! Je vais les rencontrer, un par un, avec leurs compagnes, leurs enfants, pour leur dire que la distance n'est rien ; que nos amitiés sont des ponts qui franchissent routes, autoroutes et nous lient.

Sans arrière-pensée, chacun donne son sentiment, celui du cœur et c'est bien là l'important. Qui, reconnaît *« ce côté fonceur »* qui est le mien, qui, salue une grande part de courage, qui, s'inquiète de l'éloignement.

Chacun réagit avec ce qu'il est, son histoire de vie. C'est bien normal ! Je vous aime tous, pour votre réconfort, vos prudences et même pour vos désaccords. « *Les copains d'abord* » !

« *Courage* »... Je garde ce mot pour Nôa et Nathalie...

Maintenant, une nouvelle étape, la vente de la maison. Bien sûr, nous savons que le marché de l'immobilier est à l'heure actuelle en difficulté. Certainement nous faudra-t-il être patient ! Qu'importe, nous avons appris durant toutes ces années de maladie à tempérer nos impatiences. Toujours garder nos forces pour le présent car le lendemain n'appartient à personne.

Un instant d'interrogation, vendre une voiture c'est une chose, mais une maison ? ? ? Eh bien, si ! Après la constitution du dossier, nous passons des annonces de vente de notre bien. Surprise ! Le téléphone sonne le soir même. Je dirais presque, déjà ? Une visite est programmée pour le surlendemain. Rendez-vous pris, nous laissons un trousseau de clefs à l'étude du notaire Maître F.R. qui assurera seul, la visite de la maison, car nous sommes à Toulouse, au service de Néphrologie. En plus des consultations mensuelles qui occupent des demi-journées, chaque année est prévu un gros bilan sur une journée entière.

Coïncidence ou pas, en tout cas, ce calendrier ne laisse la place à aucune préoccupation quant à la vente de notre bien. Mon esprit reste entièrement concentré sur les prises de sang, examens divers, rencontres avec les médecins. Notre fil rouge est d'accompagner Nôa !

C'est donc, sans aucune fébrilité, que je réponds à l'appel de l'étude notariale sur mon portable. Le jeune couple qui vient de visiter la maison, (elle n'est déjà plus la nôtre) est prêt à signer le compromis de vente. Nous sommes, là, tous les trois, surpris.

Nous n'y croyons pas ! Le contexte actuel, les exemples de nos proches, rien de tout cela ne nous préparait à une vente si rapide.

La date est fixée pour la signature du compromis, le 20 décembre 2013. La maison sera vendue, à deux jours près et 7 ans d'intervalle à la même date qui allait changer totalement le cours de notre existence, le 18 décembre 2006. Hasard du calendrier ? J'y vois plutôt un signe !

Aux longs et rudes hivers succèdent des hivers plus courts, plus doux. Un espoir qui va accompagner chacun de nos pas, sur le terrain si incertain de nos vies. Ces pas nous conduisent sur la voie du bonheur, celle que nous avons choisie, avec dans nos sacs à dos, des rêves, des projets… VIVRE ! J'y crois !

Il y aura une succession de signes…

Lors de la signature du compromis de vente, Maître F. R. nous reçoit avec ces mots :

— Je suis très heureux pour vous et je puis vous dire maintenant, étonné, car une vente aussi rapide et sans négociation de prix reste exceptionnelle, sinon unique, depuis assez longtemps.

Il va sans dire que nous sommes aussi heureux !

Nous avons deux mois pour déménager ! Ce qui veut dire, dans deux mois nous n'aurons plus de toit ! Notre projet, en quelques jours, est devenu une réalité. Cette prise de conscience ne se fait pas sans stress, je ne vous le cache pas.

Il nous faut franchir maintenant un pas de géant. Mutation pour Nathalie, mon épouse et recherche d'un appartement. Vous comprenez bien que la rapidité de la vente de notre demeure ne nous laisse pas le temps d'anticiper sur ces interrogations.

Ma conjointe fait partie des personnels de la Mairie de Villefranche-de-Rouergue, ce qui lui ouvre l'accès, sur internet, au portail de recrutement des personnels de la fonction publique. Dans sa catégorie professionnelle, une seule annonce, un poste similaire au sien, dans la périphérie toulousaine, à Castanet-Tolosan. Où est-ce ? Une petite ville au sud de Toulouse, *« Castanet »* car construite sur ce qui était autrefois des coteaux de châtaigniers et *« Tolosan »* pour la distinguer, car dans la même région, d'autres communes portent le nom de Castanet.

Mais ce qui va, tout de suite, attirer notre attention, c'est qu'elle est située juste à côté de Ramonville-Saint-Agne. Ce nom nous est familier. Nous avons une amie, nous l'appellerons *« Amy »*, qui y réside depuis quelques mois. Un signe ? Nous ne voulons pas laisser ce qui peut s'appeler coïncidence nous guider.

J'étudie sur la carte à quelle distance se trouve l'Hôpital des Enfants. Soulagement immédiat, la proximité est vérifiée. De plus, je constate que l'Hôpital d'Adultes de Rangueil qui prendra le relais du suivi de Nôa, par la suite, est à 1/4 heure en voiture et très accessible en bus.

Dans cette grande ville toulousaine, Amy reste un repère. Vous en découvrirez les raisons, quelques chapitres plus tard. Aussi, nous la joignons au téléphone et notre discussion nous permet de clarifier nos idées. Ceux qui liront ce livre et qui la connaissent, ne seront pas surpris de ces mots :

« Un pas après l'autre, un pas devant l'autre ».

Avancer, petit à petit, une leçon d'humilité, une leçon de sagesse, cela lui ressemble. Elle nous laisse ce vieux proverbe :

« Un voyage de mille lieues commence par un seul pas[1] *»*.

L'échange nous aide à mettre en place un plan d'action. Plus rien ne nous freine ! Nous sommes confiants !

Mon épouse prépare et envoie immédiatement son dossier de candidature. Ce poste, Nathalie *« le veut »* ! Le bien-être de notre fille en dépend ! Elle ne va rien lâcher ! Ne pas attendre, anticiper ! Prendre rendez-vous auprès de Madame D, conseillère à la Mairie de Castanet ! Nous nous y rendons, en famille, tous les trois. Elle écoutera, avec beaucoup

1. Citation de Lao Tseu

d'attention les raisons de ce souhait de se rapprocher de Toulouse. Elle nous manifestera même une certaine empathie.

Cependant, nous sortons de cet entretien, sans grand espoir. Plusieurs personnes sont, déjà, pressenties. Nous remontons dans notre voiture, direction l'Aveyron, remplis de doutes et dépités.

Il y a dans la vie des *« mais »* qui contrarient nos avancées, et d'autres, au contraire, qui ouvrent la porte de l'espoir.

Nous venons juste de quitter Castanet-Tolosan. Un lourd silence règne dans notre voiture, *« mais »* le portable de Nathalie sonne. Elle s'empresse de répondre. Je comprends qu'il s'agit d'une suite au dossier de candidature envoyé précédemment à la Direction des Ressources Humaines. Un rendez-vous lui est fixé, dans 48 heures, avec la responsable du personnel. En dix minutes, nous passons d'un certain abattement à une excitation joyeuse.

Ce poste est à pouvoir dans les semaines qui suivent et nous gardons présent à l'esprit que nous avons deux mois pour libérer la maison. Les évènements s'enchaînent, dans le bon ordre. Un nouveau signe ? En tout cas, c'est un nouveau pas qui assure notre marche.

Le lendemain, mon épouse reprend, comme à l'ordinaire, son travail. Pour Nôa et moi, il n'en est pas de même. Il va falloir penser déménagement. D'abord, faire un grand tri. Il s'impose sérieusement. On accumule tant de choses ! Des sentiments mitigés nous habitent. Ce *« matériel »* marque des moments de nos vies. Aussi, c'est avec délicatesse, presque timidement, que nous séparons ce qui se garde de ce qui nous ne nous suivra pas.

Un fond sonore nous accompagne, une habitude de Nôa, la chanson de Jean Ferrat : la Montagne[2]. Chantée, répétée, je n'y ai jamais prêté une attention particulière. Pourtant ses paroles prendront tout leur sens dans quelques mois.

---

2. Jean Ferrat. La Montagne (1964). Extraite de l'album Eponyme

Deux jours sont passés, nous repartons tous les trois pour ce rendez-vous que Nathalie affrontera seule. Nôa est avec nous pour ce nouveau pas. Elle est notre force. Il ne saurait en être autrement. Ensemble, nous avons gagné tant de batailles !

L'entretien durera longtemps. Je suis tendu et imagine le stress de mon épouse. L'attente est interminable. Les secondes sont des minutes, les minutes des heures... La porte du bureau s'ouvre enfin sur une silhouette familière. Dans un grand sourire, Nathalie nous dit :

— L'entretien s'est bien passé. Je sens que le meilleur est devant nous.

Nous savourons ce moment ! Notre pas est affermi, nous donnant de l'assurance pour le prochain qui demeure dans l'inconnu de demain. En cet instant, une sensation forte :

« Nous sommes funambules sur le fil de nos vies ».

Nous restons concentrés, le regard fixé sur l'objectif à atteindre !

Nathalie se rendra à plusieurs entretiens et chacun renforcera sa confiance. Pourtant, notre étonnement sera aussi grand que notre joie à l'annonce de la décision entendue au bout du fil : *« votre candidature est retenue »*. C'est bien vrai ! Oui ! Oui !

Nous dansons sur le fil de nos vies !!!

Merci à ceux qui nous ont épaulés dans ces démarches.

L'agenda nous emporte dans une course effrénée. Avec empressement, nous annonçons cette bonne nouvelle à tous nos proches. Leur enthousiasme nous pousse aussi en avant. Il nous faut terminer le déménagement de la maison de saint Grat, préparer l'aménagement d'un nouveau logement, qu'il nous reste à trouver à Castanet-Tolosan...

Est-ce possible que tout ce que l'on souhaite se mette en place si soudainement et si rapidement ? Je n'ai aucune croyance mais je me plais à dire que c'est notre petite étoile qui brille, enfin !

Le hasard n'existe pas. Toutes les rencontres, toutes les circonstances vécues construisent nos destinées. Tout prend un sens à mes yeux et nous conduit aujourd'hui à saisir chaque occasion de profiter de chacun des instants présents et d'avoir des projets !

S'ensuivra une longue discussion avec Amy (nous avons, en commun, un certain nombre de points de vue sur la vie et l'amitié fait que nous respectons nos divergences). Elle me confie cette phrase qui est sienne :

« Le passé est un repère pour construire le présent et rêver son avenir ».

Le passé nous a forgé au travers des valeurs familiales transmises, des réussites, mais, certainement encore plus et à notre insu, au travers des blessures, des chutes. Il est le socle de notre marche d'aujourd'hui.

Les rêves naissent de nos désirs, nos idéaux… Ils sont le présent de demain car le rêve porte l'action si nous y croyons.

Se donner les moyens de vivre c'est croire en nos rêves !

Nous échangeons quelques rêves. Oh ! Nous resterons bien loin des 101 souhaits d'Aladin mais j'entends celui de Amy : *« aller manger des huîtres (pas n'importe où et avec n'importe qui), sur le Bassin d'Arcachon en notre compagnie »*. Je lui fais la promesse que, dès que nous résiderons sur la région toulousaine, nous irons, tous les quatre en déguster, les meilleures, au Cap-Ferret. C'est un endroit que Nathalie, Nôa et moi-même affectionnons tout particulièrement.

Restons sur notre présent !

Dans un premier temps et afin de permettre l'installation rapide des nouveaux propriétaires, nous vidons toutes les pièces. Nous stockons cartons et meubles dans la maison de ma maman, à

Villefranche-de-Rouergue, chez qui nous allons vivre, en transit, dans l'attente de trouver un appartement sur Castanet.

Dans 3 semaines, le 17 février 2014, Nathalie doit prendre ses nouvelles fonctions à Castanet-Tolosan. C'est notre réalité maintenant ! Chercher et trouver une location, notre prochaine étape.

Pour avoir déjà consulté un grand nombre d'annonces immobilières, nous savons que les loyers sur Toulouse et sa périphérie sont très élevés. Notre priorité reste de résider sur Castanet-Tolosan. Nous sélectionnons plusieurs offres, prenons rendez-vous avec les agences pour les visites d'appartements. Cette démarche se fait sur plusieurs jours et plusieurs allers-retours. A chaque fois, un dossier de location est déposé pour étude. Bien-entendu, nous précisons les contraintes et l'urgence de notre démarche.

Après examen de notre dossier, nous essuyons plusieurs refus, car la compagnie d'assurance qui garantit au propriétaire le paiement des loyers impayés (G.L.I.) récuse à chaque fois notre dossier avec la mention *« ressources insuffisantes »*. Pourtant, nos revenus familiaux mensuels couvrent bien la règle du loyer *« 1/3 »* des ressources mensuelles. Questionnement posé, nous apprenons que le G.L.I. ne prend en compte que les salaires et refuse d'intégrer les prestations qui nous sont allouées pour le maintien à domicile d'un parent pour enfant malade.

Nous n'avons pas choisi la maladie de notre enfant que nous aimons par-dessus tout ! Nous n'avons pas choisi cet avenir pour elle ! Nous n'avons pas choisi ces surveillances journalières, multiples et strictes qui contraignent tellement son quotidien !

Nous n'avons pas choisi !

J'avance en garantie le produit de la vente de notre maison. Nos interlocuteurs nous écoutent avec beaucoup d'attention et même de compréhension. Quelques coups de fils... Les compagnies d'assurances restent inflexibles ! L'étude *« cas par cas »*, ils ne connaissent pas ! La rigidité et l'absurdité d'un barème de ressources restrictif laissent des familles solvables au dépourvu et des logements vides !

Je me rends à l'évidence… Trouver un logement ne sera pas facile ! Cela va être compliqué ! Le doute s'installe. Notre bonne étoile nous lâcherait-elle ? Sur le fil de la vie, un grain de sable peut vite devenir une montagne infranchissable.

Je suis en colère ! J'appelle Amy et lui expose notre difficulté, mon désappointement, mes craintes, ma révolte aussi. Cela fait tellement de bien de parler ! Bien plus, elle me propose dans l'urgence que nous venions habiter chez elle (Ramonville est à 1/4 heure de voiture de Castanet). Amy, c'est une philosophie de vie ! Cette conversation est une force renouvelée.

Avec Nathalie, nous repartons à la recherche d'un logement. Un nouveau rendez-vous est fixé pour visiter un petit appartement de 65 m^2. Je dis, petit, car nous vivions dans 125 m^2. Il nous est difficile de nous projeter.

L'appartement est neuf, situé dans une résidence tranquille de 2 étages. Une cuisine équipée, un joli coin-terrasse qui ouvre sur un bout de campagne. La visite se passe bien. Le contact avec l'agent immobilier est très courtois. Elle écoute avec beaucoup d'attention les raisons de nos changements de vie.

Dans certains cas, la compréhension ouvre la porte à l'action. Il est vrai que je l'ai sentie touchée par notre histoire. Elle nous promet de se battre pour que notre dossier aboutisse à une réponse positive.

48 heures plus tard, le téléphone sonne. Ah ! C'est l'agence… Je décroche et la nouvelle est bonne ! Nous progressons, un pas de plus. Nous sommes le 13 février 2014 et nous avons un logement sur Castanet. Dans quatre jours, Nathalie prendra ses fonctions dans sa nouvelle collectivité municipale.

Le stress retombe enfin. Une leçon renouvelée : « *La vie nous apprend à croire en notre bonne étoile, à nous battre, à ne jamais baisser les bras* ».

Mon épouse partira la première. Le 16 février, dans la matinée, avec Nôa nous l'aidons à charger la voiture. C'est le départ. Notre regard se porte aussi loin que possible pour l'accompagner.

Au-delà du regard, notre destinée nous attend. Nous ne l'avons pas choisie mais nous en sommes les acteurs. Dans 2 jours, nous la rejoindrons et camperons dans notre nouveau *« chez nous »* en attendant nos meubles et cartons.

48 heures pour tourner une page et terminer un chapitre sur la scolarité de Nôa à Villefranche. C'est à la fois, peu et beaucoup. Peu, car à 13 ans les amitiés sont fortes. Beaucoup, car nous avons hâte de retrouver Nathalie à Castanet. Notre amour réuni est le balancier indispensable aux funambules que nous sommes pour garder l'équilibre sur le fil.

Rendez-vous pris au collège, les formalités administratives terminées, Nôa passe la récréation, (la dernière ici du moins) avec ses amies et amis. Un pas redouté par moi. Il doit être difficile, à son âge, d'expliquer que la vie nous sépare. Cela me ramène vers mes propres amis à l'instant où je leur ai fait part de nos décisions. Je me tiens à l'écart et observe avec déchirement les embrassades, devine les serments échangés. Je suis là, impuissant, le cœur serré ! Ma pensée s'accroche fortement aux mots *« au-revoir »* chassant cette impression d'adieux. Elles se reverront, c'est une promesse !

Un nouveau matin se lève. Nous sommes le mercredi 19 février 2014. 2 mois, jour pour jour, après avoir pris la décision de changer le cours de notre vie. A notre tour de franchir un pas de plus et de rejoindre Nathalie. Nous avons mis dans la voiture le maximum de nos vies. Elle est chargée *« à bloc »* ! Nous roulons doucement et tout le long de la route nous gardons, avec Nôa, les yeux fixés sur les panneaux *« projets »* ! N'ayez crainte, je suis resté attentif aux panneaux de conduite. Rien ne peut nous arriver sinon cette certitude d'être sur la bonne voie.

La radio diffuse chansons, informations qui se mêlent à nos conversations sans y trouver une place. Alors qu'il nous reste juste quelques kilomètres à parcourir, une voix s'élève qui réussit à nous faire taire.

Je cherche le regard de ma fille et nos sourires se croisent et illuminent ce moment. Jean Ferrat vient nous tenir compagnie le temps de la chanson : « *La Montagne* ». Coïncidence ? (pourtant elle n'est plus au Top 50) ou signe ? (nous l'avions écoutée en continu le jour où l'on a fait les premiers cartons de notre déménagement). Souvenez-vous, je vous avais dit que l'on en reparlerait !

Avec Nôa, nous ne discutons plus mais nous chantons gaiement, avec le sentiment partagé que la boucle est bouclée.

Il y a des évocations qui nous parlent. Ma réflexion vient en écho à « *La Montagne* » de Jean Ferrat. Ne dit-on pas « *déplacer des montagnes* », « *soulever des montagnes* », « *n'en fait pas une montagne* », et tant d'autres dont vous vous ferez l'écho à votre tour, certainement.

La vie n'est-elle pas une chaîne de montagnes qui parait infranchissable tant les sommets sont hauts et semblables à des pics acérés ? Tous trois, nous en avons franchi quelques-uns. Celui qui me conduit aujourd'hui à l'écriture de ce livre a été un véritable « *Everest* ». Maintenant, nous savons que le mental est un moteur pour réussir une ascension, au-delà des doutes, des cailloux qui nous font déraper.

Pendant ces deux derniers mois, notre devise a été la volonté : « *Si je veux, je peux* » !

Et nous y sommes ! Notre voyage se termine devant notre nouvelle demeure qui sera « *un refuge d'étape* » pour nous aider à franchir les prochains pitons rocheux de nos vies !

Le gros du déménagement arrivera dans quelques jours. Nous déchargeons la voiture et installons notre campement. Je m'aperçois que l'on peut vivre avec peu. Deux matelas au sol, un micro-ondes, quelques vêtements et un petit téléviseur suffisent à notre bonheur d'être tous les trois réunis !

Nous nous adaptons très rapidement, avec aisance. Peu à peu, nous trouvons nos marques dans ce nouvel environnement.

Dans son travail, ses nouvelles fonctions, Nathalie *« tisse sa toile »*.

Pour Nôa, un nouveau collège, que nous avions visité quelques semaines plus tôt après avoir eu un entretien avec le proviseur, qui nous avait beaucoup rassurés quant à cette arrivée en pleine année scolaire.

Après la première matinée, nous avons hâte de connaître ses impressions qui gomment nos appréhensions. Les élèves, les professeurs et l'infirmière scolaire ont fait un accueil chaleureux à notre fille.

La nouveauté fait déjà partie du passé... Nous construisons le présent !

Chaque jour est habillé d'une nouvelle couleur et décline la palette des *« couleurs de la vie »*. Nous sommes heureux ! Heureux d'avoir balayé la grisaille de la monotonie !

Notre calendrier qui trône en permanence sur un meuble au salon se remplit de rendez-vous ! Rencontres familiales, amicales, culturelles... Nous sommes contents ! Contents d'avoir cassé cette routine qui fut un temps une protection mais qui était devenue une prison !

La pleine conscience que demain ou après-demain, enfin le plus loin possible... nous devrons vivre, à nouveau, le chemin d'une nouvelle transplantation a levé en nous une force pour faire de chaque instant ordinaire l'extraordinaire de nos vies !

Le plaisir est immense de retourner certains week-ends dans l'Aveyron, dans l'Hérault. Retrouver la famille, les amis, partager les nouveautés de nos agendas de vie, savourer la chaleur autour d'un bon repas, sentir battre le cœur de chacun au rythme de ses joies, ses peines, ses espoirs, ses désespoirs...

La région toulousaine nous offre la proximité immédiate de la mer, de l'océan, de la montagne. Nous apprécions ces retours à la nature, ces *« évasions bien-être »*.

Pour cela, nous avons mis en place une grande et rigoureuse organisation afin d'avoir dans une mallette, tous les médicaments que Nôa doit impérativement prendre quotidiennement ainsi que le kit de contrôle de la glycémie. Egalement, nous prévoyons le nécessaire à la confection des repas de notre fille car les écarts déséquilibrent l'index glycémique. Nous ne voulons prendre aucun risque.

Tout est possible ! Oui ! Nous pouvons connaître le goût de la liberté alors que la maladie nous impose bien des contraintes ! Nous sommes fiers ! Fiers d'avoir appris cela ! Ce n'était pas gagné d'avance !

Tous ces week-ends, passés avec ceux que nous aimons, nous en avons besoin. Les bonheurs qu'ils procurent nous font dire que la vie est belle même si elle est douloureuse et incertaine.

La *« Table des Bonheurs »* offre un large choix. Il en est un qui touche tout particulièrement le plus profond de mon être à chaque rencontre. Ne soyez pas jaloux mes chers amis, il s'agit d'une presqu'île : *« le Cap Ferret »* !

Le *« Cap Ferret »*, c'est le début de ma relation avec Nathalie. 20 ans ont passé. Bien des marées ont emporté sable et coquillages, pourtant l'empreinte de nos pas reste inscrite sur ces rivages qui font de ces lieux, notre refuge, notre sécurité lorsque tout va mal. Il est aussi et surtout, notre coin de paradis où nous avons vécu de merveilleux moments.

Le *« Cap Ferret »*, terre du bout du monde, dont la majestueuse beauté est un billet pour un voyage au pays de la sérénité. Nous avons tous besoin d'un *« lieu-ressource »* où déposer nos souffrances et préserver nos joies.

C'est *« mon point d'ancrage »*. J'aurais aimé y naître. Cela ne s'explique pas, mais je suis éperdument amoureux de cette presqu'île où la nature a gardé ses droits et dont l'authenticité rend tous mes rêves possibles.

Les rêves sont la barque de nos vies, le vent qui fait gonfler la voile de nos envies… *« Finir ma vie au Cap »* tout comme l'écume de la vague trouve un apaisement en terminant sa course sur le rivage. Tout comme le bateau rentre au port d'attache. L'aboutissement de tout ce que l'on aura entrepris, de tout ce que l'on aura appris.

Nous y revenons aussi souvent que possible. Chacun de nous trois y a déjà ses habitudes.

La simplicité de la vie, *« là-bas »* a la saveur d'une huître dégustée. Saveur que nous avons voulu faire partager à Amy tout un week-end (une promesse). Ce fut, pour elle, une belle découverte. Je la cite : *« Cette presqu'île est d'une beauté à couper le souffle. La nature est souveraine et préserve la tranquillité de ses habitants à l'ombre de ses pins »*.

Nous avons respiré l'air vivifiant, mangé des huîtres *« les pieds dans l'eau »* accompagnées d'un petit vin du pays... Lorsque nos corps ont été rassasiés, Nôa nous a conduits chez *« Alice »*. Alice au pays des merveilles ? Non, pourtant cet endroit recèle des merveilles, Nôa le sait bien. Elle aime y passer beaucoup de temps. J'arrête là le suspense, il s'agit d'une librairie.

Chacun de nous quatre a exploré chaque étagère à la recherche d'un moment d'intimité avec les mots. Nôa n'a eu aucun mal à caler sous son bras une sélection de livres. Je n'en suis pas étonné, elle est *« une dévoreuse de livres »*.

Nathalie savait déjà quel serait son choix : *« Sur la vague du bonheur »* de Joël Dupuch. Personnage emblématique du Cap Ferret, nous lui rendons visite, chaque année. Amy ne le connaît qu'au travers du film de Guillaume Canet *« les petits mouchoirs »*. Intriguée, elle feuillette quelques pages, s'arrête sur ces lignes : *« Pour lui, le bonheur est un engagement. Une décision. Celle, parfois difficile, de ne jamais abandonner, d'oser, d'aller à la rencontre des autres et de toujours avancer*[3] *»*.

Conquise, elle décide d'en faire l'acquisition. Pas d'autre exemplaire en rayon. C'est sans compter sur l'extrême amabilité de la libraire qui s'empresse de téléphoner à son correspondant d'Arcachon. Le livre arrivera en fin d'après-midi.

---

3. Extrait (page 234) de *Sur la vague du bonheur* de Joël Dupuch. Editions Michel Lafon. 2012

Entre temps, nous continuons notre périple. Prochaine étape, la Pointe du Cap Ferret, là où l'océan entre dans le bassin d'Arcachon. Le vent violent et froid, les courants qui s'affrontent nous emprisonnent dans une atmosphère dantesque avec, en toile de fond, la Dune du Pyla. Quel endroit de fascination !

Nous nous arrachons, comme à regret, à cette contemplation, mais impatients de retourner chez *« Alice »*.

Nous devrons attendre, le bateau a pris du retard. Juste le temps pour moi de réfléchir à une petite idée.

Après avoir acheté le livre, remercié vivement notre gentille libraire et jeté un rapide coup d'œil à ma montre, je propose à notre petit groupe d'aller chez Monsieur Dupuch afin de lui faire dédicacer son ouvrage.

Amy a ce sourire qui fait dire que l'improbable est folie ! De la folie, Nathalie, Nôa et moi nous en avons à souhait. Cette folie est sagesse qui nous conduit et nous aide à franchir *« l'infranchissable »*.

D'un pas assuré, nous nous dirigeons vers la plage, là où, face à l'océan, dans la *« cabane »* qui est sa *« maison »*, Joël Dupuch aime à vivre. Je sais que nous le verrons. Mon sixième sens, bien aiguisé par les aventures de la vie, ne me fera pas défaut, mon sourire le confirme.

L'endroit est à marée basse, désert ! Ma *« boussole intérieure »* nous guide au travers d'un petit sentier vers son parc ostréicole qui est très réputé dans la région et où, chaque année, nous avons quelques habitudes. Nulle huître, nulle âme qui vive à l'espace dégustation ! Qu'importe, un pas de plus et, au fond d'un immense hangar, une silhouette imposante, c'est lui ! Un physique de rugbyman, un pilier !!!

Jean-Louis, personnage-clef dans le film *« Les Petits Mouchoirs »* est, face à nous Joël, ostréiculteur en pleine action ! Son geste est engageant, nous nous avançons vers lui, les livres à la main pour une dédicace. Laissant là son travail, avec beaucoup de bienveillance, il nous invite à entrer dans son bureau. Son sourire est large et franc lorsque je lui explique comment l'un de ses livres est arrivé le matin même d'Arcachon.

Nous échangeons sur les chemins de vie qui conduisent vers les chemins de l'écriture. Il m'encourage à écrire en soulignant que pour lui ce fut bénéfique et qu'il espère continuer.

Nous le quittons après une belle photo-souvenir et de chaleureuses salutations.

Il nous faudra juste quelques heures, durant ces 3 jours au bord du bassin, pour engloutir les 234 pages.

Je cite le dernier paragraphe de son livre :

« Je vais tenter de continuer à écrire pour transmettre à mes enfants et à ceux que j'aime des épisodes qui m'ont permis d'affronter des situations qui semblaient perdues ou sans espoir et qu'un sourire, une rencontre, une main tendue ont rendu supportables, puis surmontables[4] *»*.

En soulevant le voile de ces dernières lignes, j'y découvre des similitudes avec le déroulé de nos vies. Merci Monsieur Dupuch pour la leçon de vie que vous laissez en partage, écrite à l'encre noire et inscrite aussi dans chacun de vos pas sur les rives du bassin, contre vents et marées, *« Sur la vague du bonheur »*.

Nous passons un magnifique week-end fait de repos, promenades, rencontres, et promesse faite à notre amie, dégustation d'huîtres.

Il est un soir où nous décidons de retourner à la pointe du Cap Ferret pour dîner *« chez Hortense »*. Nous aurions pu y arriver par bateau tant ce restaurant est à proximité de l'eau. Un bel emplacement, mais soumis à la volonté des éléments, ce qui le rend vulnérable et peut-être encore plus précieux. J'y vois encore là quelques comparaisons avec nos existences.

De ce soir, je garderai un tendre souvenir familial et amical.

4. Extrait (page 234) de Sur la vague du bonheur de Joël Dupuch. Editions Michel Lafon. 2012

La table est bonne. L'ambiance feutrée, réchauffée par des braseros est propice à la confidence. Il n'est pas facile de se livrer. Nous n'avons pas l'habitude… Mais notre amie *« sait »*. Elle était à nos côtés au plus fort de la tempête. Les mots viennent calmement se poser sur mes lèvres et je parle de ce livre que je souhaite écrire. Je parle de mes sentiments lorsque la bourrasque de la *« maladie »* a touché notre foyer et de savoir comment traduire cela aujourd'hui que les vents violents se sont apaisés.

Les mots posés sur les maux dessinent la trame de ce livre que vous découvrez aujourd'hui. Pourquoi écrire ? Je souhaite que ce livre soit, pour vous, lectrice, lecteur, un message d'espoir, un courant contraire à la solitude dans l'océan des souffrances que vivent les familles d'enfants malades.

Aucun d'entre nous ne sait de quoi son destin sera fait. On peut retourner dans tous les sens la question :

« Pourquoi moi, qu'ai-je fait ou pas fait » ?

Nous n'avons pas choisi. Ce jour du 18 décembre 2006 s'est imposé à nous ! Il m'a fallu du temps pour le comprendre. Cette terrible maladie a découpé notre vie en plusieurs tranches, avant, pendant, après.

Nôa nous a enseigné le sens du combat. Tout enfant malade trouve sa force dans sa capacité à rester un enfant comme tous les autres. Aujourd'hui, elle vit l'insouciance de ses 13 ans et nous les interrogations de tout parent d'adolescent…

A notre insu, le *« pendant »* nous a forgés pour que nous puissions nous accommoder de *« l'après »*.

Vivre, vivre, vivre c'est notre leitmotiv. Nous saisissons toute occasion pour nous laisser porter par les courants favorables.

Ne croyez pas que nous soyons dans le déni de la situation. Nous gardons en tête, en permanence, qu'un rejet de greffe peut arriver à tout moment.

La double transplantation rein-pancréas, inévitable, est une lourde intervention.

Le combat reste de chaque jour. Sur le champ de bataille, s'il y avait besoin de nous le rappeler, en trame de fond, les obligations quotidiennes de contrôles et prises de médicaments à heures fixes. C'est moi qui gère ce poste. Nous avons organisé ainsi notre vie pour tenir notre fille loin de cette lourde responsabilité. Même si nous savons qu'un jour il nous faudra lui passer le relais.

Faut-il avoir vécu de difficiles épreuves pour comprendre combien la vie est précieuse ? Qu'elle mérite que nous lui donnions toutes ses chances ! Faudrait-il voir l'épreuve comme un cadeau ? L'opportunité de grandir ?

Pourtant, nous aurions tant aimé avoir pu choisir…

Nôa est née le 1er août 2001. Une enfant désirée, attendue. Un grand cadeau de la vie ! Une vraie petite merveille ! Ma beauté ! Lors de sa naissance, j'ai tout de suite compris ce que signifiait d'être père. A peine sortie du ventre de sa mère, je l'ai prise dans mes bras ne laissant aucune chance à Nathalie de l'embrasser en premier. Ce premier baiser marquait le premier *« je t'aime »* à mon bébé, notre bébé, le fruit de notre amour. Nous étions déjà forts, tous les trois ensemble.

Les années ont passé vite. Nôa a grandi normalement, sans souci particulier. Nous avons fêté la première dent, le premier pas, versé des larmes à la rentrée en maternelle.

Pour abriter notre famille, tout naturellement, nous avons pensé qu'il nous fallait un *« toit »* bien à nous. La suite normale d'une belle histoire, la nôtre…

Nous étions fort occupés, début 2006, par les travaux de construction de notre future maison. Septembre est arrivé. Nöa a fait son entrée au Cours Préparatoire. A chaque visite de chantier, nous étions heureux de voir notre avenir prendre forme.

Clefs en mains, nous avons consacré les premiers jours de décembre à l'aménagement des lieux. Nous imaginions déjà notre Noël, dans notre nouvelle demeure et surtout, surtout pas la véritable descente aux enfers qui nous attendait…

Le temps s'est arrêté ce 12 décembre 2006 !

Chapitre 2 :
L'annonce de la maladie

Ce jour-là, notre fille ne se sent pas très bien. Elle se plaint de maux de ventre. Décembre, le mois des grippes, des gastro-entérites, il ne faut pas traîner. Le médecin est consulté. Il s'agit d'une gastro-entérite. Immédiatement, nous démarrons le traitement. 24 heures passent, pas d'amélioration.

Au réveil, le deuxième jour, les maux de ventre sont toujours très douloureux. Nôa est très fatiguée, son teint est grisâtre. Soucieux, je téléphone au médecin qui me dit : *« Ca va passer »*.

Mais non, ça ne passe pas... Elle va de plus en plus mal. Je l'accompagne très souvent aux toilettes et je m'aperçois qu'il y a du sang dans ses selles. Très inquiet, je rappelle le médecin qui m'explique que cela peut parfois arriver. Attendons un peu...

La matinée passe ainsi. Très préoccupé par l'état de santé de Nôa qui se dégrade, je contacte mon épouse à son travail et lui fais part de ma décision d'aller à l'hôpital de Villefranche-de-Rouergue, (Aveyron). Nous habitons à proximité.

Dès notre arrivée aux Urgences, les médecins comprennent que notre fille est dans un état préoccupant. Après quelques examens et en l'absence de pédiatre, ils choisissent de l'évacuer sur un hôpital où elle pourra être prise en charge par un spécialiste en pédiatrie, en l'occurrence le service Pédiatrique de l'hôpital de Rodez. Rodez est à quelques kilomètres de Villefranche.

L'hospitalisation prononcée, nous sommes installés dans une chambre. Un bilan est prescrit. Les résultats arrivent le lendemain et n'apportent aucun élément de diagnostic. L'échographie abdominale ne décèle rien d'anormal. Les médecins, en concertation, décident de prolonger l'hospitalisation, pour observation, avec pour traitement, des antalgiques et une perfusion.

Physiquement Nôa change. Des œdèmes se forment sur son corps. Elle dort énormément. Elle ne va plus aux toilettes. Avec Nathalie, mon épouse, nous alertons les infirmières. Nous sommes insistants auprès des médecins.

Je sens bien que nos interlocuteurs pensent que l'inquiétude de voir notre enfant malade nous fait exagérer… Mais nous connaissons notre fille, nous savons que *« c'est grave »*. Il faut agir ! Je demande avec insistance le transfert de Nôa sur un hôpital à Toulouse. Quelle dépense d'énergie pour se faire entendre ! L'essentiel, nous avons été entendus. Le transfert est organisé pour le lendemain.

Heures de veilles, heures d'angoisses, heures où l'on regarde couler cette perfusion qui nous paraît être un pis-aller, heures de souffrances pour Nôa… Le jour se lève. En l'état, Nôa est installée dans l'ambulance, direction Toulouse. Le transport est éprouvant pour notre fille, tordue de douleur et moi… impuissant.

Après 3 heures d'un interminable trajet, nous voici sur Toulouse, un panneau signale *« Hôpital des Enfants Purpan »*, (nous ne savions pas qu'il existait un hôpital uniquement pour les enfants). L'ambulance stationne sur la rampe d'accès aux Urgences. Les infirmières nous accueillent. La prise en charge médicale est immédiate.

Nôa est transportée dans une chambre, nous restons avec elle. Tout se passe très vite. Elle est déshabillée, auscultée sous toutes les coutures. Le médecin nous demande de sortir de la chambre et nous fait conduire en salle d'attente, tout près.

Au travers des vitres, nous ne quittons pas notre fille des yeux. Nous sommes là, maman et papa, spectateurs d'un véritable cauchemar. Les blouses blanches entrent et sortent à pas pressés. Du matériel médical imposant arrive dans la chambre. L'effervescence autour de Nôa nous effraie. La tension est extrême. Allons-nous nous réveiller de ce mauvais rêve ?

Je ne sais combien de temps s'est écoulé depuis notre arrivée. Le médecin sort de la chambre de Nôa, le voilà devant nous. Il se présente : *« Je suis le Docteur Decramer, Néphrologue à l'Hôpital des Enfants »*.

Néphrologue ? Qu'est-ce que ça veut dire ? Pas le temps de comprendre. Le docteur nous demande de nous asseoir. Son embarras est égal à notre angoisse.

Les mots sont lâchés, le diagnostic posé en quelques minutes seulement.

« Votre fille présente un SHU, Syndrome Hémolytique et Urémique ».

Il nous apprend qu'une bactérie en est à l'origine. Celle-ci a attaqué les reins et l'urgence est d'arrêter sa progression avant que d'autres organes soient atteints.

Une seule question sur nos lèvres :

— Est-ce grave ?

— Oui, car son état est très critique. Elle peut en mourir. Nous la transférons en service de Réanimation. Nous allons poser un cathéter afin qu'elle soit dialysée très rapidement.

Juste le temps pour nous d'aller l'embrasser, le brancardier est déjà là.

Le cauchemar continue ! Il était question d'une gastro-entérite, certes, plus forte que celles que l'on peut avoir. Nous sommes en état de sidération.

Le Docteur Decramer nous encourage à aller nous installer dans l'un des espaces réservés aux parents en réanimation. Cette salle a un nom : *« Salle de Dialogue »*. Un lieu qui a été *« pensé »*. Ici, pas de lumière agressive, des fauteuils, un canapé, une machine à café : un sas de décompression. Nous y trouvons un peu de repos et comment dire, un peu de sérénité posée sur notre angoisse.

L'attente est interminable. Les heures passent. Enfin le Docteur Decramer entre, accompagné d'une infirmière. Sur nos lèvres tremblantes une seule question : « *Comment va Nôa* » ? Cette expression, sur son visage, je vais apprendre à la connaître, à la reconnaître. Elle a un nom, préoccupation. Il nous explique que notre fille est dialysée pour épurer au maximum son sang. Qu'aucun pronostic ne peut être posé pour l'instant. Son état de santé est jugé « *très sérieux* ». Elle peut perdre ses reins, avoir des problèmes neurologiques, succomber à une septicémie...

Nous ne voulons pas entendre, nous allons nous réveiller de ce cauchemar et tout va être comme avant. Nous demandons à voir Nôa.

Le médecin répond par la négative. Ce n'est pas possible. Il faut attendre le lendemain. La réalité nous écrase. Soudain, notre vie bascule. Nous sommes au début d'un long calvaire.

L'infirmière nous demande si nous avons de la famille sur Toulouse qui pourrait nous héberger. Nous lui répondons que non. Elle nous explique qu'il y a une « *maison* » qui héberge les familles d'enfants malades. Elle se situe à 50 mètres de l'Hôpital des Enfants. Elle s'empresse de téléphoner pour savoir s'il y a de la place. La réponse est positive. Nous retenons une seule chose, nous pourrons être ainsi au plus près de notre fille.

C'est un déchirement de quitter le service de Réanimation. L'infirmière nous indique le plus court chemin pour nous rendre à la Maison des Parents où nous sommes attendus. Cinq minutes nous suffisent pour arriver devant l'entrée de cette « *maison* ».

La directrice nous reçoit dans son bureau. Elle nous explique que nous pourrons rester le temps nécessaire. C'est un soulagement pour nous. Cela nous est suffisant. A cet instant, nous n'avons pas besoin de plus.

Nous prenons connaissance du règlement intérieur dont la rigueur permet de préserver la sérénité des lieux, la bonne cohabitation de tous, mais aussi la sécurité de chacun. Nous pensons, de toute façon, que nous viendrons ici juste pour dormir.

Nous recevons deux trousseaux de clefs qui vont nous permettre d'aller et venir suivant nos impératifs.

Fébrilement, nous visitons tous les espaces. Nous voici devant la porte de *« notre chambre »*. Je suis submergé par une vague d'angoisse. Que faisons-nous ici ?

La porte se referme sur notre cauchemar faisant de cet instant une réalité qui va durer une année, nous ne le savons pas encore.

Nous nous effondrons littéralement en nous serrant très fort dans nos bras. Nous allons combattre aux côtés de notre fille. Nôa ne doit pas, ne peut pas mourir. De nos larmes naissent des forces qui nous font penser que dans ces hôpitaux il y a de très bons médecins. Nôa est entre de bonnes mains. La confiance c'est important !

Nous téléphonons à nos familles pour leur annoncer cette terrible nouvelle. Personne ne veut y croire et tous nos proches sont atterrés.

Un seul besoin, voir poindre le lendemain pour aller auprès de notre fille. Impossible pour nous de sortir de cette chambre, de manger. Notre seule arme, pour l'instant, nos larmes. Elles couleront pendant des heures, jusqu'à l'endormissement, d'épuisement.

Le matin se lève et nous nous empressons de rejoindre l'hôpital, la Réanimation, Nôa. L'entrée du service est réglementée. D'abord sonner à l'interphone, nous présenter pour savoir si nous pouvons voir notre enfant. Puis, nous accédons à un SAS où les consignes nous invitent à nous laver les mains avec un antiseptique, puis revêtir une blouse blanche, des couvre chaussures et mettre un masque qu'il nous faudra garder impérativement. Pendant des semaines ce masque sera un obstacle à un vrai baiser.

Toutes ces précautions prises, l'accès du service nous est possible. Nous avançons d'un pas lourd et pressé. Des adjectifs me viennent spontanément en tête : sombres et lugubres, sont ces lieux.

L'infirmière en charge de Nôa nous explique qu'il ne faut pas nous inquiéter. Notre fille a été plongée dans un coma artificiel afin de lui éviter toute souffrance. C'est avec beaucoup d'appréhension que nous ouvrons la porte de la chambre. Une grande panique s'empare de nous deux, parents. Où est notre enfant ? Nous voyons un corps relié par des tuyaux à différentes machines. Une intubation a été pratiquée. D'autres fils la relient à des appareils dont nous ne connaissons pas l'utilité.

Une fois de plus, nous nous effondrons face à l'horreur. C'est notre bébé d'amour qui est là.

Nous nous penchons sur elle et nous l'embrassons aussi tendrement que nous pouvons le faire au travers du masque. Nos larmes coulent sur son visage endormi le recouvrant du voile de notre amour. Notre force, c'est d'être là, tous les trois. Nous lui disons que nous l'aimons et que nous serons toujours présents à côté d'elle dans cette bataille et qu'elle va la gagner. Nous la touchons, son corps est froid. Avec sa maman nous la massons avec beaucoup de précaution pour la réchauffer.

Un peu plus tard, le Docteur Decramer nous rejoint et nous explique les soins mis en place. Nous avons du mal à comprendre. Anesthésie, pose d'un cathéter dans l'artère jugulaire, transfusion, dialyse... Tous ces mots inconnus éveillent de multiples interrogations. Nous entendons à nouveau les risques graves encourus aux âges extrêmes de la vie. Pour les petits enfants, principalement une insuffisance rénale aiguë.

Avec une grande pédagogie, il revient sur la maladie contractée par Nôa. Le Syndrome Hémolytique et Urémique est le plus souvent une maladie d'origine alimentaire. C'est une affection à déclaration obligatoire dans le cadre des toxi-infections alimentaires collectives. C'est dans ce contexte qu'il va nous poser quelques questions sur l'alimentation de Nôa les jours précédents les premiers symptômes.

Plus précisément, a-t-elle consommé du steak haché ? Nous ne savons pas lui répondre avec précision. Il nous demande de redescendre chez nous dans l'Aveyron et de ramener la viande de notre congélateur afin qu'elle soit analysée et en cas de contamination de lancer un appel national par les services sanitaires concernés. Cela avait été le cas en 2005, dans le Sud-Ouest, avec des steaks hachés surgelés. Tous les lots identifiés avaient été retirés de la vente.

Cette obligation a sa raison d'être. Impossible de s'y soustraire. De toute façon, il faut bien récupérer des vêtements… et j'en profiterai pour aller voir mes parents, ma sœur, qui a distance se font beaucoup de souci.

C'est le cœur serré que je laisse Nathalie et Nôa. Dans la solitude de ma voiture, mes pensées sont lugubres. Si la mort devait survenir, je ne saurais vivre. Ma fille est tout pour moi. Je ne puis faire semblant et ce sera mes premiers mots à ma famille. Nous sommes, ensemble, anéantis et dans le regard de ma maman un effroi dont je mesurerai plus tard la raison.

Les larmes m'aideront à rassembler les affaires nécessaires et à trouver un sursaut d'énergie pour reprendre la route, direction Toulouse.

La viande remise au Docteur Decramer, je cours rejoindre mes amours. Nathalie est au chevet de Nôa. Je serre les dents tant j'ai du mal à regarder ce corps déformé par la maladie. C'est mon trésor, ma fille. Je me penche au-dessus d'elle et mes baisers ne sont entrecoupés que des *« je t'aime »*.

De très jeunes infirmières, discrètes et très présentes, passent dans la chambre. Elles cherchent les mots pour nous rassurer, nous encourager, mais nous sommes prisonniers de notre angoisse. C'est, à la fois un mur qui nous coupe des autres mais nous tient unis tous les trois.

En tant que parents, nous nous sentons impuissants. Que pouvons-nous faire pour aider Nôa ?

Nous savons que notre présence est aussi importante que le protocole de soins. Nous voulons faire plus. J'interroge les soignants :

— Nous entend-elle lorsqu'on lui parle ?

— Oui, elle vous sait ainsi à côté d'elle. Vous pouvez la rassurer.

Je sais les bienfaits des massages, mais dans le cas présent, nous avons besoin d'un avis éclairé :

— Pouvons-nous la masser pour soulager son corps ?

— Oui, cela va lui faire du bien. Je vais vous chercher une crème.

L'infirmière revient avec un tube de crème.

C'est avec hésitation que nous commençons quelques massages sur ce corps inerte et froid. La peur de lui faire mal rend nos premiers gestes maladroits. Progressivement, nous nous habituons et nos mains deviennent plus agiles. Nos paroles, nos baisers, nos caresses, nos massages occupent nos jours et s'ils sont un bienfait pour Nôa, ils sont aussi notre énergie pour supporter un quotidien qui ne montre pas d'amélioration.

Les jours se succèdent, deviennent des semaines... L'équipe médicale a décidé de *« réveiller »* Nôa. Notre fille a bien supporté cette étape. Un changement de service nous est annoncé. Nous y mettons tout notre espoir.

Chapitre 3 :
L'Unité Protégée

Nous quittons la Réanimation pour le service de l'Unité Protégée. Des espaces remplis de lumière mais, très vite, nous allons découvrir toutes les zones d'ombre.

Toutes les chambres sont stériles afin de protéger chaque enfant admis de toute contamination extérieure (microbes, virus...).

Les visites sont limitées au nombre de 2 par jour, donc réservées aux parents. Aucun jouet, objet, vêtement, nourriture ne doit être introduit dans la chambre de Nôa afin que son hospitalisation, ici, se passe dans des conditions optimales.

Pour être auprès de notre enfant, nous devons, comme en réanimation, garder en permanence une blouse, un masque, une charlotte et des couvre-chaussures.

Les infirmières nous expliquent les raisons pour lesquelles nous devons prendre autant de précautions. Ici sont accueillis des enfants immunodéprimés, atteints de cancers, ceux qui viennent d'avoir des transplantations et bien d'autres.

Toutes ces règles qui devraient nous rassurer quant à la bonne prise en charge médicale de notre fille, nous rappellent que son état de santé reste préoccupant. Nous voilà désorientés, prisonniers de nos angoisses passées qui ressurgissent et déstabilisés par ce nouvel endroit. Il nous faudra du temps pour l'apprivoiser !

Dans la chambre de Nôa se trouvent une télé et un lecteur DVD. Ces distractions concédées occupent beaucoup de notre temps et accentuent, au fil des semaines, la monotonie de nos jours.

Lorsque la position assise me devient pénible, je quitte la chambre, me retrouve dans l'unique couloir qui dessert une dizaine, peut-être une quinzaine de chambres. Je n'ai pas compté... Le silence est pesant dans ce service. Fort contraste avec la réanimation où les sonneries des machines, les pas pressés des médecins étaient si présents.

On ne croise pas grand monde ! En Unité Protégée, les parents qui rendent visite à leur enfant, restent, comme nous, enfermés dans leur chambre. Une bulle qui doit rester parfaitement hermétique. Oui ! Une bulle ! Mais pas d'oxygène ! A certains moments j'ai l'impression d'étouffer.

La vie est signalée, sur la porte de chaque chambre, par le prénom d'un enfant dont j'aperçois la silhouette couchée, au travers de la partie haute vitrée de la porte.

Juste à côté de la chambre de Nôa, il y a une petite fille hospitalisée, J... J'apprendrai, plus tard, qu'elle est atteinte d'un cancer. A chacune de mes visites, je lui fais toujours un petit coucou derrière la vitre de la porte. Pourquoi ? Un prénom, le nom d'une maladie, sont-ils suffisants pour créer des liens ?

Ici, certainement, le règlement très strict autorise si peu. Même un parent ne peut rester la nuit auprès de son enfant. Il n'y a pas de lit accompagnant. Les horaires de visite imposés nous projettent dans l'angoisse de la séparation. Nôa n'arrive pas à s'endormir seule et nous n'aimons pas la laisser seule. Aussi nous restons là.

Lorsque les infirmières sont à la porte de la chambre, avec Nathalie, nous simulons un profond sommeil. Puéril stratagème, elles nous réveillent très doucement. Il nous faut partir. Nous avons grappillé quelques heures ! Il est souvent, minuit, une heure, lorsque nous gagnons notre chambre à la Maison des Parents. Dans cette chambre, une ligne téléphonique directe avec les services hospitaliers est le *« cordon ombilical »* qui nous maintient en lien avec la vie. Nous appelons souvent les infirmières qui répondent toujours avec bienveillance que Nôa dort. Pas toujours vrai...

Je comprendrai plus tard pourquoi ces mensonges... Elles se voulaient rassurantes pour nous permettre de prendre du repos. Mais comment se reposer ? Nous ne savons pas faire, même s'il le faudrait, pour renouveler nos forces et faire face plus sereinement aux heures passées dans la « *bulle sans oxygène* ». La tension psychologique est extrême.

Très tôt, chaque matin, revenus auprès de Nôa, nous assistons à tous les soins. Pour lui apporter quelques soulagements, nous continuons régulièrement les massages. Assis à son chevet, nous aimerions faire tellement plus.

Ce quotidien, nous allons le subir pendant deux longs mois. Un long apprentissage de patience, d'immobilisme, d'attente, de prudence face aux risques inhérents au manque de défenses immunitaires... Des habitudes s'installent.

Balayée la contrainte des multiples lavages de mains au gel hydro alcoolique Ces gestes sont devenus des réflexes de sécurité.

Le passage obligatoire dans le SAS du service où nous devons nous changer, mettre nos tenues stériles devient un SAS de rencontres. Nous y croisons d'autres parents. Ces échanges furtifs nous permettent de faire connaissance, de partager nos craintes, doutes. Cela fait du bien de ne pas se sentir seuls devant cette terrible épreuve qu'est la maladie de nos enfants. Nous nous comprenons.

Ma bulle perd, petit à petit, de son opacité aussi. Lorsque la porte du SAS s'ouvre sur les visages des parents de J..., j'entrouvre une petite fenêtre sur le monde. J'apprends à faire leur connaissance, à demander des nouvelles de leur fille. Issue de la communauté des gens du voyage, leur grande famille est très unie autour d'eux. On peut les voir dans les couloirs de l'hôpital, dans l'attente d'informations. Je suis impressionné par leur calme, leur patience dans cette immobilité. Leurs regards parlent d'espoir.

Quelque temps plus tard, j'ai pu voir les traits des visages se durcir, ces mêmes regards me diront qu'il n'y a plus d'espoir. Je comprends que les jours de J... sont comptés. L'histoire de cette enfant, jamais côtoyée, me touche et me bouleverse.

Comment envisager l'impensable ? Comment se faire à l'idée que la maladie peut voler la vie d'un enfant ? Je comprends aussi que cette violence vient comme un miroir de ma propre histoire, celle de Nôa...

Je voudrais que ces questionnements restent dans l'univers des cauchemars. Hélas, trois fois hélas, la réalité me guette, sournoise et horrible, un *« vilain matin »*, à la sortie de l'ascenseur, devant l'entrée de l'Unité Protégée. Une véritable foule est là, compacte, silencieuse et triste. Les regards sont rougis de larmes. Je reconnais quelques visages familiers.

Je salue chacun d'entre eux avant de gagner le SAS pour me changer. Je voudrais tant y déposer aussi l'angoisse et la panique qui m'étreignent. Très rapidement, j'enfile masque, charlotte, etc. J'ai besoin de gagner très vite la chambre de Nôa.

Là aussi, la vérité me gifle. Les parents de J... sont là dans le couloir devant la chambre de leur fille, anéantis, effondrés, en larmes. Je ne peux plus avancer. Je suis tétanisé. Peut-on avancer devant la mort qui est là derrière une porte ?

Non, je ne peux pas ! Je reviens sur mes pas, abandonne mes vêtements aseptisés, enfile mes habits de tous les jours pour gagner l'extérieur de l'hôpital. J'ai besoin d'air !

Tête basse, titubant, tel un boxeur KO, je traverse la foule silencieuse, digne et exemplaire, fonce vers l'ascenseur et cours m'enfermer dans notre chambre à la Maison des Parents.

La mort, la mort d'un enfant, je la rejette avec un fort sentiment d'injustice. Je la vomis de toute ma haine dans les toilettes de notre chambre.

Sur le ring de la vie, J... s'est battue avec pour arme l'amour des siens, entourée par l'équipe médicale. La maladie a gagné.

« J..., ton prénom va disparaître de la porte d'accès à ta chambre, je ne verrai plus ta silhouette lointaine mais si proche ».

Je pense à sa famille, son chagrin. Comment survivre après pareil drame ?

Cette question me ramène à Nôa. J'ai peur, peur de la perdre. Cette pensée ne me quitte jamais. Elle vient de resurgir du plus profond de moi et cogne dans mon cœur, au bord de l'explosion.

Ce matin, j'ai le besoin de m'isoler dans cette chambre. Le tumulte de mes émotions trouve un apaisement sur les notes d'un morceau de musique classique, un chef-d'œuvre : *« Pavane pour une infante défunte »* de Maurice Ravel. Je m'autorise à craquer. Les larmes coulent sans retenue, dans le secret de cet endroit. Ici je peux !

Face à Nôa, je dois rester fort, pour elle, pour mon épouse. Mais comment rester fort devant l'effroyable qu'est la mort d'un enfant pour ses parents ?

Je n'ai pas de réponse, sinon que ces larmes qui inondent mes joues pendant des heures, une, deux, trois... je ne sais plus, avant que le courage me pousse à nouveau vers l'hôpital.

L'ascenseur me conduit au 1er étage, la porte de l'Unité Protégée s'ouvre sur un silence de plomb. Les infirmières circulent à pas feutrés, avec pour unique masque celui d'une grande tristesse. Combien de courage il leur faut pour affronter ces luttes où la vie ne gagne pas toujours.

Plus qu'un métier, être soignant est une vocation. Au-delà des soins médicaux très techniques, elles savent entourer les enfants, les rassurer, les faire rire aussi. Je me rends compte combien, par leur complicité, leur sympathie, nous parents, sommes encouragés. Par leurs qualités humaines et professionnelles, elles savent canaliser nos émotions et nous aident à passer le cap des moments difficiles. Des liens forts se tissent, cela ressemble à de l'amitié, de l'amour même. Ces mots sont forts, exagérés, peut-être, mais à l'image des situations que nous vivons aux frontières de la vie.

Nous resterons deux mois enfermés dans ce service jusqu'au jour où une bonne nouvelle arrive enfin. La bactérie, responsable du syndrome hémolytique et urémique a été neutralisée. Un rayon de soleil éclaire cette chambre. Même si nous savons que les séquelles sont là et que l'inconnu reste notre destination. Nous apprenons à nous saisir de tout positif, certainement un réflexe de survie.

Chapitre 4 :
Service de Néphrologie

Nous voici transférés en Néphrologie. Les murs de la chambre sont couverts d'une fresque murale. Il en est ainsi pour toutes les chambres du service. Ces peintures financées par des associations font entrer paysages, animaux dans l'univers hospitalier.

Dans ces locaux colorés et spacieux, la salle de dialyse fait figure *« d'intruse »*. Une dizaine de lits avec autant de machines pour dialyser les enfants en soins. C'est impressionnant et angoissant !

Mais nous ne sommes pas seuls ! La nouvelle équipe d'infirmières nous entoure. Elle nous détaille le protocole de dialyse et tout le fonctionnement de ces énormes appareils.

Dans un premier temps, la durée de dialyse sera de quatre heures. Quatre heures à regarder le sang de Nôa passer dans un enchevêtrement de tuyaux. Une vraie machine à laver le sang. Elle remplace la fonction rénale.

Dans la clarté de la pièce, la vérité de la situation nous frappe de plein fouet. C'est un choc violent pour Nathalie et moi-même. Nous sommes dans un état second.

Le corps présent agit mais l'esprit se forge un autre monde. Notre réalité et la vérité, ce n'est pas la même chose !

Notre réalité, c'est que nous pensons qu'il faut patienter, que nous sommes ici encore pour quelques jours, quelques semaines tout au plus et qu'ensuite, nous verrons le bout du tunnel et que les reins fonctionneront. Notre réalité nous maintient en vie.

La vérité que nous savons, c'est que la situation est grave, préoccupante et incertaine. Cette vérité nous prive de toute vie.

De quoi perdre pied !!!!

Notre fille sera transfusée plusieurs fois et des injections d'E.P.O. administrées afin de lui donner un peu de tonus.

Le temps passe et la situation reste ce qu'elle est : critique.

Nôa n'urine toujours pas. Face au manque de réactivité de ses reins, l'équipe médicale décide de pratiquer une biopsie rénale.

Nous ne savons pas en quoi cela consiste et cela nourrit notre stress. Le Professeur Decramer sait cela. Il nous explique, tout en cherchant à nous rassurer, comment s'effectue le prélèvement. Nous pourrons être présents auprès de notre enfant pendant cet acte.

Nous pressentons déjà et ressentons toute l'angoisse d'un nouveau pas à franchir lorsque les résultats arriveront.

Le Professeur pose deux éventualités :

– Soit l'un des deux reins n'est pas trop abîmé et Nôa pourra avoir une vie normale.

– Soit les deux reins sont atrophiés et de ce fait la fonction d'élimination altérée. En bref, elle ne pourra plus faire pipi. Dans ce cas-là, la dialyse remplacera la fonction rénale.

Il est loin le temps où nous consultions des livres sur le développement de l'enfant pour mieux construire notre rôle de parent. Devant cette situation qui nous échappe totalement, nous avons besoin d'être instruits.

Face à toutes nos questions, le Professeur Decramer prend une feuille et un stylo, dessine une forme de haricot et à l'intérieur un circuit de canaux. C'est la coupe du rein. Avec des mots simples, il nous décrit le processus d'élimination des toxines. Dans un deuxième temps, sur un schéma il nous montre pourquoi un rein atrophié ne peut plus faire son travail.

Que penser, que dire, qu'espérer, sinon que les reins n'aient pas trop souffert. Nourrir cet espoir est une bataille de chaque instant.

La biopsie aura lieu dans quelques jours. Ce temps d'attente nous parait très long. Il sert nos doutes, nos peurs, nos interrogations. Nôa supportera-t-elle toutes ces investigations pourtant nécessaires ? Que faire ? Que pouvons-nous faire ?

Nous sommes là, nous regardons Nôa. La maladie continue de déformer son corps.

Son mauvais état de santé, la difficulté de bien faire sa toilette avec toutes ces tubulures qui la relient aux scopes, pompes à médicaments et autres font que sa longue chevelure est très abîmée. Nous décidons de faire couper ses cheveux. Le choc est d'une violence extrême.

Je ne reconnais plus mon enfant. Elle, si belle n'est plus qu'un zombi. Ses joues énormes, son regard triste, son mutisme me font peur. J'ai beaucoup de mal à la regarder. Mon bébé a tellement changé.

Difficile de ne pas craquer, de ne pas sombrer devant cette terrible épreuve. Un tel chamboulement dans notre vie d'ordinaire si paisible.

Rien ne prépare à vivre l'enfer de notre nouvelle vie. Les journées sont rythmées par les dialyses, les multiples bilans, l'attente des résultats, les prises de médicaments. Pas un instant de répit. La peur de la perdre ne nous quitte jamais et accompagne nos nuits d'insomnie.

Comment ne pas devenir fou ? Chaque jour, nous luttons pour garder espoir d'une guérison, alors que chaque jour, nous entendons : *« Les bilans ne sont pas bons. Pas d'amélioration significative »*.

Difficile pour nous d'avancer ! Comment être heureux et sourire à la vie dans un tel contexte ?

Chapitre 5 :
La biopsie

Nous sommes le 16 janvier 2007 et aujourd'hui l'équipe médicale va pratiquer la première biopsie. Nous attendions ce jour et pourtant...

Le Professeur Decramer nous rend visite dans la chambre et nous donne toutes les précisions sur le déroulé de cet examen. La panique m'envahit. Je m'effondre. J'ai tellement peur que Nôa ait mal. Le Professeur nous assure qu'elle ne sentira rien. Cet examen se fait sous anesthésie locale.

Le brancardier vient nous chercher pour nous conduire dans la salle de prélèvement. Voilà, nous y sommes. Masque et blouse sont obligatoires pour tous. Sur un chariot, une seringue, une longue aiguille. Notre combat est intérieur, nous luttons pour maîtriser l'angoisse.

L'équipe médicale commente chacun de leurs gestes. C'est fait ! Un tout petit prélèvement de tissu rénal est déposé dans un flacon. L'analyse va prendre quelques jours, puis nous aurons les résultats.

En cet instant précis notre adversaire est ce petit bout de tissu de rein. Dans quelques jours, le couperet tombera, telle une sentence !

Nous voulons croire que la situation peut s'améliorer mais de noires pensées nous envahissent continuellement nourries par le pessimisme et à juste titre, les bilans journaliers restent très mauvais.

L'équipe médicale nous prépare à l'éventualité de l'insuffisance rénale chronique. En clair pour moi, les reins ne fonctionneront plus. La dialyse est là pour y pallier, nous dit-on.

La dialyse ? Comment peut-on vivre toute une vie et encore plus lorsqu'il s'agit de son enfant, en dépendant d'une machine ? Qui plus est, comment gérer le quotidien avec plusieurs séances par semaine ? Comment se projeter ?

Nous voulons le meilleur pour Nôa, pas de ce calvaire. L'épuisement a raison de notre capacité à prendre sur nous. Nous laissons libre cours à la colère devant ce que nous nommons injustice. L'incompréhension, la tristesse, les craintes, tant de sentiments qui nous submergent physiquement et moralement !

Il nous est de plus en plus difficile de faire face aux cris de douleur de Nôa, difficile de ne pas la voir manger, difficile de ne pas la voir aller aux toilettes, difficile de ne pas l'entendre parler, difficile de la voir vomir constamment, difficile de la voir toujours allongée dans ce petit lit, difficile de ne pas la voir sourire... De plus en plus difficile de la rassurer et de nous rassurer.

Nous voulons simplement retrouver, pour notre enfant, notre vie d'avant ce 18 décembre 2006. C'est une folie de le croire ! Comment ne pas se perdre ! Comment faire face à un tel cataclysme !

Dans ce profond désarroi, les résultats de la biopsie nous sont communiqués. Les reins totalement atrophiés n'assurent plus leur rôle de producteur d'urine. Cette situation est irréversible. Nôa est anurique. Nous sommes en pleine tempête...

Aujourd'hui, nous devons à la dialyse, la survie de notre enfant. Il faut l'annoncer à Nôa, faire face, mais les forces manquent.

Notre fille a 6 ans. Comment lui expliquer que nous allons rester dans cet hôpital pour une durée indéterminée. Comment lui dire qu'elle ne peut plus aller à l'école, jouer avec ses amis... Comment lui parler alors que nous-mêmes sommes effondrés devant la cruauté de ce constat...

Dans un premier temps, on tait tout cela. Notre réalité reste notre bouée de sauvetage. Nous ne pouvons pas affronter la vérité. Assis, à son chevet, nous lui disons qu'elle est à l'hôpital pour être soignée et que lorsque son état de santé se sera amélioré nous rentrerons à la maison.

Ces mots ne rassurent pas Nôa. Ces mots ne sont pas espoir. Son mutisme accentue la tristesse de son regard. Où est ma petite fille si gaie ? Mon sang se glace. Mon esprit restera à tout jamais marqué par cet instant.

Debouts, de part et d'autre de son lit, avec Nathalie, nous l'encourageons à nous parler. Il faut dire que Nôa est nourrie par sonde gastrique et craint de parler.

Les jours passent, chacun lutte, pied à pied. Nous ne baissons pas les bras devant les effets de la maladie, devant les craintes… Notre amour nous tient debout, même vacillants.

Nôa puise dans nos présences la force nécessaire et un matin quelques mots s'échappent de sa bouche, les premiers depuis longtemps : *« Papa, Maman, moi aussi, je vous aime »*. Ce cadeau, nous le recevons avec émotion, nos larmes en témoignent.

Par ses mots, notre fille nous conduit sur le chemin des promesses. Nous lui promettons que tout se passera bien. Nous avons toujours tenu nos promesses, son regard est confiant. Elle a compris, du haut de ses 6 ans, que cela va être dur mais que cela ira mieux.

Je ne peux m'empêcher de m'interroger : *« a-t-elle voulu nous encourager »* ?

Seulement sept mots : *« Papa, Maman, Moi aussi je vous aime »* ont levé le masque sur nos yeux fermés au monde qui nous entoure. Il suffit de peu quelquefois… Mais sur le chemin de la maladie les *« peu »* deviennent des *« beaucoup »*. L'amour de notre enfant manifesté a fait tomber bien des barrières.

Petit, à petit, notre armure s'effrite. Elle nous était nécessaire. Aujourd'hui, c'est différent.

Nous faisons plus ample connaissance avec tout le personnel qui s'occupe de Nôa. Nous posons des questions sur chaque soin pratiqué. Nous apprenons à connaître le pourquoi de toutes ces machines qui font de cette chambre un milieu inhospitalier. Ainsi nous apprivoisons leur fonctionnement et elles nous deviennent moins hostiles.

Notre combat n'est plus à trois. Dans le climat de confiance qui s'est installé, nous luttons maintenant avec l'équipe médicale et les soignants.

Devant les aléas, les doutes, les craintes, nous trouvons auprès des soignants et aides-soignants ce réconfort qui nous aide à avancer. Lorsque l'agitation nous envahit, leur calme, leur professionnalisme nous apaise.

Oh ! Nous ne voyons pas le bout du tunnel. Nous sommes là pour longtemps, mais nous entrons dans une nouvelle étape. Pour nous y aider, nous allons transporter dans la chambre de notre fille un peu de notre histoire familiale, de notre cocon ! Nous y ajoutons les photos de nos familles, de notre maison, des amis de Nôa, de ses animaux... Une façon de tenir bon ! Nous sommes en marche ! Pas à pas !

Les journées passent et se ressemblent. Nous vivons toujours au rythme des prises de sang, de médicaments, des radios, échographies, dialyses et chaque jour, guettons la fin d'après-midi pour avoir connaissance des résultats des bilans avec l'espoir d'un jour meilleur.

Il en sera ainsi pendant des mois.

Néphrologues, diabétologues, cardiologues, pneumologues, gastro-entérologues ainsi que l'équipe chargée de la prise en charge de la douleur de l'enfant se réunissent très régulièrement pour faire le point.

Nathalie et moi-même assistons à certaines de ces réunions. Toute notre attention est focalisée sur ce qui se dit. La terminologie médicale nous est hermétique, bien souvent, mais nous avons la liberté de poser beaucoup de questions et les médecins rendent leur langage accessible, utilisant des mots simples, ceux que nous pouvons comprendre.

Notre inquiétude n'a d'égale que la préoccupation de l'équipe médicale pluridisciplinaire qui travaille à trouver une solution. Nous entendons que le cas de Nôa est très rare car situé dans les extrêmes de cette maladie, le S.H.U.

Il nous faut lutter contre nos doutes et les incertitudes posées par les médecins renforcent nos craintes. Comment trouver un nouveau souffle ?

Une seule chose à faire : *« faire confiance »*.

La vie de notre enfant est entre les mains des équipes médicales et nous savons parfaitement qu'ils se donnent tous les moyens pour la sauver.

Et Nôa ? Elle montre, chaque jour, son engagement dans cette bataille.

Alors, nous sommes là, à ses côtés, pour la soutenir et l'aider moralement. Nous lui répétons sans cesse combien nous la chérissons, l'embrassons tout au long de la journée, massons son corps meurtri, veillons sur son sommeil (Elle dort énormément), lui assurons que la guérison viendra...Nous aimerions tant pouvoir faire plus !

Nôa se bat et petit à petit les périodes d'éveil se font plus longues les après-midi. L'ennui peut venir vite entre ces quatre murs. Alors nous dévalisons les rayons de livres, coloriages, jeux éducatifs. Quoi d'autre encore ?

Une idée me vient : pourquoi pas une console de jeux, une Nintendo DS. A cette évocation, notre puce est heureuse. Pour que le plaisir soit total nous l'interrogeons sur la couleur souhaitée : *« rose, papa »* !

Me voilà parti, au pas de course, cette fois au rayon consoles de jeux de ce magasin, qui par chance, est à deux pas de l'Hôpital des Enfants. Dans mon panier, la console rose et divers jeux afin de varier les plaisirs. Cette distraction, Nôa ne la lâchera plus. Pour elle, une façon de s'évader de cette chambre dont elle est prisonnière.

L'hôpital met aussi à disposition une salle de jeux : la ludothèque. Un véritable lieu de vie où les enfants malades peuvent venir en compagnie de leurs parents et partager rires et jeux. On y trouve des rayonnages de livres, des jouets, consoles de jeux, instruments de musique… Une véritable caverne d'Ali baba. Nous y allons très souvent avec Nathalie à la recherche de nouveaux divertissements que nous empruntons pour Nôa.

Des heures à jouer, ensemble, tous les trois. L'isolement imposé par la maladie nous unit plus que jamais. Impossible de penser autrement… Nous ne savons pas encore que cela ne durera pas.

Chapitre 6 :
La séparation

Un nouveau jour s'annonce... Une assistante sociale de l'hôpital vient à notre rencontre. Présentations faites, elle nous interroge sur nos situations professionnelles et la gestion auprès de nos employeurs de notre longue absence. Puis, elle nous demande comment nous prenons en charge, à distance, le quotidien de notre foyer avec les factures à payer...

Nous marquons un temps d'arrêt avant de répondre, car seule compte, notre vie ici, dans cette chambre d'hôpital, auprès de notre enfant. Nous voulons juste cela : être tous les trois ensemble, toujours ! Pour la maison, nous avons donné les clefs à mes parents qui se chargent de tout.

L'assistante sociale a l'habitude de ces entretiens. Avec beaucoup de tact, elle nous explique que dans les cas de longues hospitalisations d'un enfant, l'un des parents peut rester à son chevet et bénéficier d'une aide de la caisse d'allocations familiales. Il s'agit de l'AJPP, abréviation *« d'Aide Journalière de Présence Parentale »*. Cette prestation permet de percevoir l'équivalent d'un salaire.

Une aide à la parentalité très précieuse mais le choix qu'elle implique nous laisse sans voix. On est sonné. Ce qui devrait être une bonne nouvelle devient une injustice source de frustration.

Un enfant a besoin de ses deux parents et encore plus dans les circonstances que nous vivons et qui nous sont imposées par la maladie. On n'a pas choisi !!! Et puis, à deux, les parents sont plus forts pour faire face aux turbulences. C'est une évidence !!!

A l'injustice de la maladie se rajoute l'injustice de la séparation, je trouve cela totalement inacceptable.

Le couperet est tombé ! Pas d'autre solution ! Il nous faut revenir à la réalité d'un monde qui n'est plus le nôtre et nous soumettre.

Nathalie restera auprès de Nôa et moi je reprendrai mon travail. En clair, laisser mon épouse et notre fille seules pour faire face à l'inconnu de chaque jour. Je plonge dans un abîme sans fond !

L'assistante sociale a laissé sur la table le dossier à remplir. Le cœur brisé, nous complétons ces documents pour l'attribution de cette aide financière, *« l'AJPP »*.

L'échéance est arrivée. Ma voix est bien tremblante et mes yeux chargés de larmes retenues pour annoncer à Nôa que je suis obligé de reprendre mon travail, que sa maman restera tout le temps avec elle et que je reviendrai tous les week-ends. La seule chose qu'elle retient c'est que je la laisse !

Je suis encore là, mais c'est déjà un déchirement ! A ses supplications pour que je reste, mes larmes répondent à ses larmes et se mêlent à celles de Nathalie. Nous nous serrons très fort tous les trois. Notre respiration se perd dans l'angoisse des bras qui se desserrent : *« Il me faut partir »* !

Mes pas me conduisent automatiquement à la Maison des Parents où, seul, je prépare ma valise. Mes pensées restent accrochées à ma fille et à mon épouse. Non, je ne veux pas laisser Nathalie seule devant l'accompagnement de notre enfant. Mais la réalité n'entend pas ! Aussi je vais me murer dans un profond silence. Silence qui sera le réceptacle de mes incompréhensions…

Je ne peux me résoudre à prendre la route. Encore être ensemble, tous les trois. Je retourne à l'hôpital auprès d'elles. Quelques heures intenses d'un bonheur qui se sait éphémère. Je suis là, allongé à côté de ma fille. Je veux lui laisser une provision de tendres câlins pour faire face aux jours d'absence. La nuit est tombée. Nôa sait que demain je serai loin. Elle s'endort très tardivement. C'est l'heure aussi de dire au revoir à Nathalie. Nous nous embrassons fortement, comme pour garder une empreinte de la présence de l'autre.

Il serait raisonnable de dormir quelques heures avant de prendre la route pour Villefranche-de-Rouergue. Mais où est la raison dans ce que nous vivons ? Seul dans mon lit, à la Maison des Parents, je regarde les heures passer. Cinq heures, il faut prendre la route. Je pose ma valise dans le coffre de la voiture. L'hôpital est là, à quelques mètres, non je ne peux partir sans un dernier signe d'affection à mes trésors. Un baiser léger à Nôa qui dort. C'est avec une terrible boule au ventre que je les quitte. Nathalie m'accompagne quelques pas.

Pourquoi dois-je partir ? Pourquoi ne puis-je pas rester auprès de mon enfant malade alors que ses lendemains se vivent au jour le jour dans l'incertitude ? Pourquoi les deux parents ne peuvent être au chevet de leur enfant ? Pourquoi est-il refusé à un mari d'être le soutien nécessaire à son épouse lorsqu'elle flanche ?

Durant ce trajet d'une heure et demie qui me ramène dans notre maison, ces interrogations martèlent mon esprit et obstinément aucune réponse logique ne me vient.

Machinalement je gare la voiture, ouvre la porte d'entrée. Nos animaux sont autour de moi, heureux de me retrouver et plein d'affection. Pourtant le vide m'agrippe et m'effraie. Sans *« mon essentiel »*, j'étouffe ! Nous avons toujours été ensemble, nous retrouvant après nos journées de travail. Aujourd'hui, la maison est vide de l'indispensable présence dont j'ai besoin au quotidien.

Je pose mon sac de voyage sur le canapé et machinalement je circule d'une pièce à l'autre pour ouvrir les volets. Mes pas sont hésitants lorsque j'entre dans la chambre de Nôa. Tout est à sa place mais rien n'est plus pareil. La vie s'est figée, le 18 décembre 2006.

Je m'effondre et trouve refuge sur son lit, parmi ses peluches que je serre de toute la force de mon désespoir. Et si Nôa ne revenait jamais dans cette chambre ? Ma place n'est pas ici mais auprès d'elle ! Je suis prêt à repartir. Non, je n'ai pas voulu t'abandonner mon bébé. Il fallait faire un choix… Mais sans aucune liberté de décision ! Moi, je voulais rester auprès de Nathalie dans cette terrible épreuve. J'ai été forcé de vous laisser. Ces pensées lancinantes serrent mes tempes dans un étau.

L'heure au réveil me ramène au *« choix imposé »*. Il est temps de retourner au travail. Ce n'est pas tant le travail qui me dérange mais les questions, les regards... Je ne veux rien dire de mes peurs, mes doutes. Je n'ai, ni besoin de pitié, ni de compassion.

J'ai juste besoin d'être seul avec pour unique compagnie, le silence qui me protège de toute pollution extérieure et me maintient dans une bulle hermétique au monde et à ses préoccupations qui ne sont pas les miennes. Je ne veux pas m'égarer loin de ce qui est ma vie actuellement.

Me voici dans le bureau de Monsieur C..., mon employeur et Maire de mon village. Marc, mon collègue est présent. Avec beaucoup de bienveillance, ils me demandent des nouvelles de Nôa.

En quelques mots j'explique ce qu'est sa maladie et toutes les interrogations liées à ses conséquences. Ce sera suffisant. Leur retenue me fait beaucoup de bien.

Je reprends donc mon travail à la Mairie de Vailhourles, notre petit village de l'Aveyron. Mon esprit est ailleurs auprès de Nathalie et notre fille. Je n'attends qu'une chose, voir arriver le vendredi pour les rejoindre. Ma pensée est seule occupée par cet instant où je pourrai les serrer à nouveau dans mes bras, les embrasser, leur dire que je les aime. J'en ai fait mon unique force pour ce temps, où, loin d'elles, j'accomplis mon travail, par automatisme.

Pour entretenir cette force, je passe beaucoup de temps au téléphone. Leur parler, c'est un peu de moi auprès d'elles. Quelle souffrance d'entendre les cris de douleur de Nôa et la voix tremblotante de Nathalie qui fait tout pour me rassurer. Non je n'ai pas voulu être loin de vous, vous abandonner ! Lorsque je raccroche, bien souvent je vomis. Je vomis cette situation qui me tient à distance de vous deux.

Chapitre 7 :
Le silence

Il faut tenir ! Tenir ! Comment cela ? Je me retranche de plus en plus derrière mon mur de silence qui s'alourdit de sombres idées. Ce mur opaque est-il dépression ou folie ? Pourtant il m'est devenu indispensable ! Lorsque je quitte l'hôpital de Toulouse, le lundi de bon matin, la solitude devient ma partenaire jusqu'au vendredi, jour de retour à Purpan. Une parenthèse où les journées et les nuits se confondent.

Le sommeil manque mais je ne fais rien pour le trouver. Il serait bénéfique mais je prends rendez-vous chaque nuit avec mon village endormi. J'erre, sans but, sur les routes, dans les chemins de campagne. Je ne croise personne. Le silence m'enveloppe. Je ne peux pas dire, totalement. De temps en temps, des cris d'animaux, éveillés pour bien d'autres raisons que les miennes, percent des meurtrières dans ce mur de silence.

J'ai compris que pour survivre il faut des rituels. J'y trouve là un certain apaisement.

Souvent mon regard se lève vers ce ciel d'hiver où, comme dans un miroir, on peut voir briller des milliers d'étoiles. L'une d'elles m'est familière. Elle a rejoint la voûte céleste, il y a déjà 13 ans. Elle est là, à des années-lumière de moi, mais son souvenir, fortement ancré dans mon cœur, me la rend très proche, au point de murmurer à son oreille : *« exauce mon vœu, la guérison de Nôa »*. Les étoiles n'ont pas d'oreille et je n'ai aucune croyance, cependant, j'implore chaque nuit ma petite étoile.

C'est étrange, le froid de la nuit hivernale fait du bien à mon corps !

Il est souvent deux, trois heures du matin, lorsque je regagne la maison. En ouvrant la porte, je donne accès au vide qui entre par tous les pores de ma peau. Je me précipite alors vers la salle-de-bains. Sous la douche, je monte le thermostat au plus chaud.

C'est étrange, cette chaleur fait du bien à mon corps !

Suis-je dans un état second où, inconsciemment, à la recherche de cet instant où, le froid et la chaleur extrêmes sont les anesthésiants bénéfiques à ce corps qui souffre ?

Seule la douleur psychologique ne trouve pas de répit. Le corps rougi par l'eau brûlante, je gagne mon lit. En me glissant sous les draps, le vide me saisit à nouveau. Un rapide regard à l'horloge, il n'est pas loin de quatre heures. Le sommeil ne vient pas. Il me tarde d'entendre la sonnerie qui marque l'heure de se lever. Elle indique aussi un jour nouveau qui me rapproche du vendredi. La semaine de travail finie, je pourrai retrouver mes *« petites femmes »*. Ainsi se déroule le principal de mes semaines.

Quelques soirées, je rends visite à mes parents, ma sœur et ma nièce. C'est normal et pourtant si difficile pour moi. Leur moral est à la hauteur du mien, dur à gérer.

Je prends conscience que la maladie d'un enfant ce n'est pas seulement un corps atteint, des parents touchés mais aussi toute une famille affectée. Leur désarroi n'a d'égal que le mien. Difficile de se réconforter mutuellement. Il faudrait mentir sur l'état de Nôa. Je n'y parviens pas. Il faudrait plaquer des sourires forcés sur mon visage. Je ne sais pas faire. Il faudrait que mes paroles soient des encouragements, des paroles d'espoir. Cela m'est impossible !

Je ne veux pas tricher, cela serait comme me mentir à moi-même, mentir à ma fille et mon épouse, à mes parents, ma sœur, ma nièce. Mon amour pour eux leur doit bien cela.

Je garde le masque des sourires forcés, les *« Nôa va bien »* pour d'autres. Ceux qui courent vers moi avec une rafale de questions. Ces personnes qui ont tant besoin de savoir et tout savoir sur tout le monde. Ils seront bien servis. Je suis muet comme une carpe. Rien ne filtrera de nos chemins difficiles face à la santé de ma fille. Ma préoccupation, ce n'est pas *« les autres »*.

Ma préoccupation c'est *« ma famille »*. Elle vit un véritable séisme. A chacune de mes visites, je vois mon père de plus en plus distant, muré dans son silence. Il ne comprend pas la maladie de Nôa et a beaucoup de mal à l'accepter. Il aime tellement ses petites-filles, Tiffanie et Nôa. Lors de mes venues, nous échangeons quelques mots, puis très vite, il s'enferme dans ce qu'il appelle *« sa pièce »*, là où il a ses livres, ses disques, instruments de musique et partitions. Depuis peu, il écoute de la grande musique, la musique classique.

Je me rends compte, combien nous nous ressemblons. Cet isolement, ce silence nous n'en partageons pas l'espace mais le besoin.

Ma maman, Françoise, craint qu'il ne surmonte pas cette épreuve. Il faut savoir que mon père est lui-même malade depuis quelques années. Elle me parle de son appréhension. Qu'il porte atteinte à sa vie. Je ne comprends pas cette réaction. C'est alors qu'elle brise la loi du silence et me confie un secret de famille. Mon grand-père paternel, Alexandre, s'est donné la mort par arme à feu. Elle m'explique que mon père n'a jamais voulu en parler à ses enfants. Ma sœur et moi, ne savions pas.

Alexandre, c'est mon deuxième prénom...

Le voile levé sur ce lourd secret met en lumière toutes les inquiétudes de ma maman mais aussi une facette méconnue de mon père. Un homme fort mais dont la fragilité émotionnelle explique l'extrême sensibilité. Bien des souvenirs remontent à la surface...

Je réalise combien mon père a besoin d'aide et aussi combien il m'est impossible de lui consacrer tout mon temps. Que puis-je faire ? Je sais son souci pour sa petite-fille qui lutte aussi pour la vie, alors je décide de ne pas trop en dire sur l'état général de Nôa. Ma façon de le préserver ! J'aimerais tellement pouvoir faire plus ! Mon travail, mes insomnies, mes peurs à gérer, mes allers-retours sur Toulouse imposent un choix. Maman, ma sœur et ma nièce sont au chevet de mon père pour le soutenir dans son quotidien, l'entourer. Mon temps est consacré à ma fille, mon épouse. Une fois de plus, mon choix se fait par défaut. C'est un déchirement dont je souffre terriblement.

Les jours passent, sombre routine noircie par les mauvaises nouvelles qui arrivent de Toulouse, en semaine, sur mon portable. Ces jours où Nôa doit passer des examens médicaux particuliers. Ces jours où son état de santé se dégrade. Alors, ces soirs-là, je prends la voiture et roule vite, très vite, trop vite certainement. J'en ai bien conscience, mais le prix de la vie n'est plus le même pour moi. Je réaliserai plus tard et encore plus en écrivant ces lignes, combien j'ai été irresponsable. Cette conduite, dans un état second et hors limites de toute sécurité aurait pu causer bien des accidents. Avec du recul, je ne le ferais plus, la vie est si précieuse.

Mais aujourd'hui, ma vie ne prend du sens que lorsque je retrouve ma fille, mon épouse. Après avoir, très vite, déposé mon sac de voyage à la Maison des Parents, je me précipite à l'hôpital, habité par l'impatience de les retrouver, mais aussi avec l'appréhension de ce moment où je poserai à nouveau mon regard sur le corps de Nôa qui porte les stigmates de la maladie.

Notre espérance nous pousse à regarder vers un horizon lointain plus clément. Nous pensons certainement, ainsi, prendre courage. Pourtant, au fil du temps, nos forces s'amenuisent devant les complications qui se rajoutent régulièrement. Nous comprenons avec Nathalie, qu'il nous faut apprendre à vivre, au jour le jour, pour préserver notre énergie et faire face. Cette expression, *« à chaque jour suffit sa peine »* prend tout son sens.

Depuis le 18 décembre 2006, deux mois sont passés. Le professeur Decramer nous reçoit dans son bureau. D'abord une bonne nouvelle, la bactérie a été éradiquée. Mais, *« toujours des mais »*, les séquelles sont nombreuses. Le pancréas est touché. Au niveau du colon, les radios montrent une importante sténose. Les poumons présentent quelques anomalies. Les deux reins sont perdus.

Devant un tel tableau clinique nos questions fusent et trouvent seulement en réponse la préoccupation de l'équipe médicale et leurs propres interrogations.

Que faire ? Continuer à faire confiance aux médecins ? J'en ai la ferme conviction ! Pour Nathalie, qui vit 24h/24h dans le contexte hospitalier, il faut faire plus. Le doute s'est insidieusement glissé dans son esprit et elle souhaite un transfert vers un autre centre hospitalier. Le professeur lui parle de l'état de santé si fragile de notre fille qui ne permet pas d'envisager un déplacement.

Ne vivant pas le quotidien de cette situation, mon analyse est différente. Aussi, je m'emploie à raisonner mon épouse. Oui, Nôa est dans un bon service et entourée de bons médecins qui font le maximum pour la sauver et trouver des solutions pérennes. Elle a, dans cette unité toute l'attention nécessaire.

Nathalie est déstabilisée. Elle veut tellement faire plus encore ! Son courage n'a d'égal que ce désir d'agir, encore et encore. Si mes nuits sont sans sommeil et la distance une brûlure, qu'en est-il pour elle ? Comment fait-elle pour faire face à une vie qui se résume aux allées et venues des soignants pour les prises de sang, radios, visites médicales, les contrôles de constantes les nuits... Comment se reposer, dormir devant les souffrances de son enfant, ses cris de douleur, les sonneries des machines, les pleurs qui émanent d'autres chambres et résonnent dans les couloirs ? Si nous avons vu aux abords des hôpitaux les panneaux *« silence Hôpital »*, je peux vous dire qu'à l'hôpital le silence n'existe pas.

Sa solitude est extrême. Les complications vécues en direct et seule pour les entendre et les digérer. Quel courage ! Je ne pourrais pas supporter tout cela ! Ses doutes, aujourd'hui, sont aussi le signe d'un trop-plein. Monsieur Decramer lui propose de rencontrer la psychologue du service.

Je m'interroge même comment nous avons pu vivre ces deux mois. Les limites du corps humain sont un mystère. Je m'aperçois que même au paroxysme de l'épuisement on a encore cette force qui nous pousse en avant. La seule peur, que Nôa meure, galvanise nos corps, nos esprits. C'est une bien étrange sensation.

Nathalie veut agir ! Elle prend rendez-vous avec la psychologue. Durant cet entretien, elle parvient à parler, libérer ses angoisses, dire ses peurs, ses doutes. Elle vide *« son sac »*. La psychologue lui explique tout le cheminement d'une longue hospitalisation pour des parents, identifie les réactions légitimes. Ce discours rassure Nathalie. Elle sortira de cet entretien un peu plus légère.

Devant ce mieux, mon épouse m'encourage à rencontrer aussi cette personne. Je suis réticent car ma ligne de défense c'est mon silence. Aucune envie de parler et qui plus est à une inconnue. Soit, je prends également rendez-vous. Je passerai sur les détails de notre entrevue. Les *« psys »* ce n'est pas pour moi.

Nous entamons un troisième mois d'hospitalisation. Mes turbulences sont toujours là. Les nuits sans sommeil, ce sentiment d'avoir abandonné ma famille. L'éloignement de l'hôpital qui déforme et amplifie les évènements liés à l'état de santé de Nôa. La culpabilité de laisser Nathalie seule face aux coups durs... Mon silence s'alourdit de plus en plus de mes cris à l'injustice.

Rien n'a changé, sinon que Nathalie, au fil de ses entretiens avec la psychologue, retrouve une sérénité qui est pour moi une source d'apaisement. A chacune de mes venues, je la sens plus forte, positive. Son mental d'acier me fait du bien. Nous avançons !

Un troisième, quatrième mois, cinquième... Pourrions-nous dire que nous avons apprivoisé nos peurs, nos doutes... En tout cas, pas à pas, nous cheminons.

Chapitre 8 :
La vie à l'hôpital

Au fil des mois, nous découvrons la vie de l'hôpital. Eh oui ! Nathalie et Nôa prennent leurs habitudes. Les soignantes deviennent leurs copines. A chacune de mes venues, je constate un peu plus de complicité entre elles. Cela me fait plaisir et me tranquillise.

Cette amitié naissante avec les infirmières, les aides-soignantes n'est pas un hasard. Elles nous sont familières car présentes jour et nuit auprès de Nôa pour les soins. Elles savent nous écouter. Parce qu'elles sont proches de nous trois et attentives, nous trouvons à leur contact un grand réconfort et une aide précieuse. Comme cela nous a fait du bien, dans les bons moments, de partager quelques blagues, batailles d'eau, parties de consoles. Merci, merci !

L'Hôpital des Enfants c'est un grand nombre de spécialités médicales, chirurgicales mais aussi tout un programme d'animations et de loisirs grâce à l'intervention de nombreuses associations.

Que dire des clowns qui promènent leur bonne humeur dans les couloirs de l'hôpital. C'est un énorme rayon de soleil. Nous recevons aussi ici, en Néphrologie, leur visite. Les enfants retrouvent le bonheur de rire au travers de toutes leurs facéties. Des scènes surréalistes où nous aussi, parents, nous cédons aux fous rires.

Les « *Blouses Roses* » aussi rendent régulièrement visite aux enfants malades. Elles ont le secret de belles histoires racontées, de lectures passionnantes qui font voyager petits et grands. J'aime autant que Nôa ces occasions de divertissement.

Les spectacles de marionnettes sont aussi une porte ouverte sur l'évasion vers des mondes mystérieux.

La salle Philippe Noiret (elle a été inaugurée par l'acteur en 2002) accueille des artistes pour des mini-concerts, spectacles de magie, pièces de théâtre. Le Zénith de Toulouse n'est pas très loin. Avant de monter sur scène, certains artistes n'hésitent pas à venir rendre visite aux enfants malades.

Des rencontres uniques avec Nicolas Sirkis (leader du groupe Indochine), Olivia Ruiz, Marc Lavoine, l'Opéra Rock de Mozart... Ils apportent avec eux les couleurs de la vie.

Leur bienveillance s'exprime avec beaucoup de générosité auprès des enfants heureux de faire signer des autographes, de poser pour quelques photos-souvenirs, sans nous oublier parents.

Grâce à l'association *« Un Maillot pour la Vie »* de grands sportifs viennent régulièrement au chevet des enfants. Footballeurs, rugbymen, nageurs, handballeurs, nous avons vu beaucoup de monde. Leur gentillesse, leur disponibilité nous éloignent pour un temps de tous nos soucis.

Ils laissent de magnifiques et impérissables souvenirs.

Nous avons puisé dans ces *« moments suspendus »* l'énergie nécessaire à appréhender l'univers sombre de la maladie qui nous éloigne depuis si longtemps de notre maison, de nos familles, fait de chaque jour, un enfer de douleur et rend nos lendemains incertains.

Chapitre 9 :
Terribles angoisses

Cette incertitude va aller croissant. Les médecins s'interrogent beaucoup sur l'état douloureux, qui va crescendo, de Nôa et décident de faire pratiquer toute une batterie d'examens supplémentaires qui confirmeront une pancréatite aiguë et une occlusion intestinale. L'équipe de la gestion de la douleur doit intervenir. La pose d'une pompe à morphine s'avère nécessaire.

Nous avons hâte de voir le mieux. Nous voulons que notre enfant ne souffre plus.

Si la morphine permet des phases d'endormissement et de repos, elle ne supprime pas pour autant les crises. De plus, les effets indésirables sont nombreux : nausées, vertiges, confusion, somnolence, maux de tête... Nôa n'échappe à aucun de ces effets. En permanence, à disposition, *« un haricot »*, dans le jargon hospitalier, plus communément, une cuvette pour faire face aux nombreux vomissements. C'est horrible de voir son petit corps secoué de spasmes. Nous n'en finirons jamais !

Aucune solution, ah ! Si je pouvais prendre sa souffrance, ses douleurs !!! Nous sommes là, parents, spectateurs, impuissants, sans pouvoir rien faire. Tout a été essayé ! Il m'arrive de boucher mes oreilles pour ne plus entendre ces cris ! Mais Nôa dans tout cela ? Il faut trouver une solution. Arrêter à tout jamais cette torture qu'elle subit depuis des mois. La libérer pour toujours de ce supplice. Que m'arrive-t-il ? De noires pensées dépassent les miennes. Que serait-il le moins douloureux pour ma fille ? Je ne peux plus entendre ses hurlements. Ils résonnent dans ma tête et m'interpellent : *« Papa, viens à mon secours »*.

L'espace d'un instant, je ne m'appartiens plus. Des images de fin défilent dans ma tête. La libérer et la rejoindre...

Mais, comment ? Comment peut-on en arriver là ? Je me fais peur ! Je suis tellement choqué que je ne veux plus rester seul dans cette chambre.

Lorsque je viens les week-ends, je demande à mon épouse de rester toujours avec moi. Face à la persistance de ces idées noires, je décide de rencontrer l'un des médecins qui suit Nôa.

Elle m'invite à la suivre dans son bureau. Je lui parle de mes doutes, mon grand désarroi, mes peurs, l'amour inconditionnel que je porte à mon enfant. En larmes, je lui livre mon désespoir et ses sombres desseins. Le médecin me tend ses bras. Je m'effondre sur son épaule. Je dépose là mon lourd fardeau. Elle m'explique que tout ce que je ressens est tout à fait normal. Qui pourrait supporter de voir une telle torture subie par un être cher, qui plus est, son enfant ? Je me sais compris. Comme vous m'avez fait du bien !

Je l'entends maintenant me parler du processus de soins que l'équipe médicale a mis en place. Même si ce n'est pas encore visible, l'état de santé de Nôa a tendance à s'améliorer. Le chemin va être long. Parfois semé d'embûches mais il faut compter avec la capacité de se battre de notre enfant. Il est probable qu'une intervention chirurgicale abdominale soit programmée pour pallier aux douleurs. Un IRM le confirmera.

Ma confiance en l'équipe médicale est totale. Je m'y accroche. Je reviens à la vie.

Etre fort, c'est cela ! Dire et accepter ses faiblesses ! Leçon !

Petit à petit, je remonte la pente. L'espoir d'un *« meilleur »* me conduit vers des pensées plus positives. Il faut *« serrer les dents »* et pas à pas faire face. Le courage viendra.

Mai 2007, cela fait six mois que nous sommes à l'Hôpital des Enfants de Toulouse.

Aujourd'hui, Nôa passe un IRM. Le compte-rendu est d'une totale opacité pour nous, mais je vous le livre : *« Colite sévère avec sténose recto-sigmoïdienne. Nécessité d'une résection avec anastomose »*. On nous explique que l'intervention chirurgicale va consister à couper la partie nécrosée du colon et permettre le rétablissement du transit intestinal. De ce fait, le retour à une alimentation normale progressive est envisageable. Il faut savoir que depuis son arrivée à l'hôpital et pour mettre au repos l'intestin endommagé, Nôa est nourrie par nutrition parentérale.

Nous rencontrons également le Docteur Le Tallec, Diabétologue. Les derniers bilans sanguins ont détecté un diabète. C'est une des conséquences de la maladie de Nôa. Un traitement à l'insuline va être mis en place. Dans un premier temps, une pompe à insuline sera posée, puis, par la suite, Nathalie et moi-même, pourrons lui faire les injections. Nous allons être formés par les soignants.

Nous sentons bien que nous allons franchir un nouveau palier. Un pas pour aller vers le mieux, c'est notre souhait le plus cher. Nous y croyons !

Nous voulons apprendre à notre fille la décision d'intervention prise par les médecins. Nous choisissons les mots les plus simples, les plus compréhensibles pour une enfant de 6 ans.

Sa préoccupation est bien autre que la nôtre. Elle s'inquiète de devoir se séparer de son Doudou. Ce Doudou est un tout petit ours beige que je lui ai offert le premier jour de sa naissance, le 1er août 2001. *« Néné »* l'accompagne partout. Il est son compagnon, le gardien de ses secrets. Comment faire ? L'infirmière, habituée à entendre les préoccupations des enfants malades, nous sourit et nous apporte un petit bracelet bleu sur lequel nous écrivons *« Néné »* et le numéro de chambre de Nôa. Nous l'attachons au bras de son petit ours. Merci Nôa, de nous ramener à l'essentiel. On affronte mieux la maladie avec, à ses côtés, ceux que l'on aime.

Cette intervention, c'est un espoir qui se lève pour nous. Nôa pourra remanger, retrouver un peu de normalité. Nous pourrons la nourrir. Nous lui expliquons cela avec réserve car il faudra voir l'évolution des suites opératoires. Nous posons cela comme une possibilité. Elle nous regarde avec un petit sourire :

— Du chocolat ? nous demande-t-elle.

— Pas tout de suite, plus tard, sera notre réponse.

— Promis ?

— Oui, promis, mon amour.

A cet instant présent, nous voulons l'encourager. Nous savons bien que son diabète posera bien des questions, nécessitera des régimes. Mais aujourd'hui nous ne savons pas plus. Un jour après l'autre...

Pour qu'elle ne soit pas effrayée par la prémédication, on lui détaille ce qui va se passer. Les infirmières vont lui poser un petit masque sur son visage qui va lui envoyer un gaz pour l'aider à se détendre.

Ce gaz, le MEOPA, a des propriétés anxiolytiques, analgésiantes et amnésiantes. Tout est fait pour rendre le moins inconfortable possible l'avant-intervention. Voyez, le langage *« médical »* j'en fais usage maintenant... Une habitude...

L'inquiétude de Nôa est autre. Elle a peur de se retrouver sans nous au bloc. Devant son désarroi et pour la rassurer, je décide de ne pas reprendre mon travail. Je vais rester auprès d'elle avec Nathalie. Face aux jours prochains, nous allons faire front, ensemble.

La date de l'intervention est inscrite au tableau opératoire. Le jour est arrivé. Très tôt, nous faisons prendre un bain de Bétadine à Nôa. Les infirmières s'affairent autour d'elle et posent la prémédication par MEOPA. Elle est *« ensuquée »* mais reste consciente. Le stress augmente avec l'arrivée des brancardiers. Les larmes coulent maintenant sur son visage. Elle serre très fort *« Néné »*, son doudou. Nathalie et moi l'accompagnons dans les longs couloirs qui mènent au bloc opératoire. Son regard est plongé dans le nôtre. Nous l'apaisons par des mots d'encouragement et surtout par des mots d'amour.

Nous sommes arrivés. Le panneau *« Bloc opératoire - Entrée interdite »* nous rappelle que nous devons laisser là notre enfant. L'émotion est intense. Nous n'en laissons rien paraître. Nous serrons fortement Nôa dans nos bras et l'embrassons.

Nous la regardons s'éloigner. Les portes du Bloc se referment. Nous restons là, parents, seuls face à nos appréhensions, assis à proximité immédiate de ces portes. Nous emploierons les heures qui défilent à nous consoler mutuellement en nous rappelant qu'après cette chirurgie, Nôa sera soulagée des douleurs abdominales. Je ne saurais vous dire à quel moment mon portable sonne. C'est une infirmière qui nous annonce que tout s'est bien passé et que notre fille est en salle de réveil. Elle rajoute que l'un de nous deux peut la rejoindre pour être auprès d'elle. C'est Nathalie qui y va.

Je reste seul, assis. *« Attendre »* une fois de plus ! Ce temps me semble interminable ! Je n'ai qu'une hâte, nous retrouver tous les trois.

Les portes du Bloc s'ouvrent, enfin, je peux être avec elles. Nôa est sonnée. Sur son lit, je ne sais combien de pousses-seringues. Cela ravive ma peur.

Je scrute son visage. Aucun trait de tension. Elle semble très paisible. Un nouveau pas…

Un peu plus tard, les médecins viennent à notre rencontre. Ils nous expliquent comment s'est déroulée l'opération. 20 cm de colon nécrosé enlevé. Le transit devrait se faire normalement et ainsi supprimer les crises douloureuses.

L'introduction d'une alimentation dite *« normale »* se fera par étape.

Toutes ces bonnes nouvelles nous laissent entrevoir des jours meilleurs. Que c'est bon pour le moral !

Après quelques jours de convalescence, la nutrition parentérale va être progressivement stoppée et remplacée par une alimentation adaptée. Il va falloir mettre en œuvre beaucoup de patience car si les douleurs sont peu présentes, la réalimentation est plus difficile. Il faut se rappeler que

Nôa ne sait plus nourrie depuis cinq mois. Dans un premier temps, Il va lui falloir retrouver l'envie, le goût des aliments.

Pour l'y encourager, nous avons un secret. Elle avait rêvé de chocolat, eh bien ! Nous lui en donnant un tout petit peu, une fois. On avait promis ! Un tout petit peu, car nous savons qu'il ne faut pas.

Chapitre 10 :
Premières sorties

Après l'hiver vient le printemps... Nous venons de connaître cinq mois d'un sombre hiver dans nos vies... Aujourd'hui, un printemps timide s'annonce et souffle le vent de l'espoir.

Nous réalisons que le printemps est aussi dehors ! Certainement depuis longtemps, nous sommes en mai, mais le mur invisible de nos soucis nous coupait du monde.

La brillance du soleil, les jours plus longs, la douceur de l'air, nous donnent envie de verdure, de nous aérer, enfin de sortir de cette chambre. Avec Nathalie, nous demandons aux médecins s'il est possible de quitter le service avec Nôa pour de petites promenades. Ils nous y encouragent même, mais avec quelques consignes. Ne pas quitter les alentours de l'hôpital, éviter les lieux clos avec des personnes pour éviter toute contamination.

Le parc de la Maison de Retraite qui est tout proche nous est conseillé. L'endroit idéal pour ces premières sorties. L'espace est immense, des arbres, des pelouses, un joli petit étang et au fond coule la Garonne.

Les infirmières mettent à notre disposition une poussette-canne. Nous pourrons l'utiliser pour toutes nos balades. Il nous faut être précautionneux afin de ne pas couper les tuyaux reliés aux pousses seringues. Nous apprenons très vite ces nouveaux gestes.

Nôa aime beaucoup explorer du regard chaque coin. Nous ne manquons pas d'apporter du pain aux canards, aux tortues. Comme c'est bon de la voir s'épanouir, comme une fleur qui éclôt à la lumière à l'aube d'une nouvelle journée, d'une nouvelle vie.

Sur le chemin, il y a la Maison des Parents. L'endroit où nous séjournons. Tout enfant hospitalisé dont les parents y résident peut y venir *« en permission »*. Cette *« maison »* n'est pas médicalisée aussi un accord médical du médecin est demandé. Une contrainte, mais il faut y voir le souci de ne pas exposer l'enfant malade et ses parents à d'autres difficultés. Nôa est impatiente de découvrir cet endroit. Nous attendrons le « *feu vert* » des médecins.

Les jours passent. Il nous vient à l'idée que, peut-être, nous pourrions aller un peu plus loin que le parc... Faire découvrir à notre fille la Maison des Parents.

Une nouvelle fois, nous interrogeons les médecins et obtenons leur accord pour « *juste* » une visite.

Lorsque nous entrons dans le hall, la directrice a beaucoup de joie à nous apercevoir tous les trois. C'est la première fois qu'elle voit Nôa. Elle lui réserve un accueil très chaleureux puis nous laisse à notre intimité.

Nous allons faire découvrir à Nôa chaque espace. Notre fille est émerveillée. Cette « *maison* » est absolument magnifique. Tout y est extraordinairement bien pensé, aussi bien pour les parents que pour les enfants.

Je vous relate ici un peu de son histoire :

La Maison Ronald McDonald de l'Hôpital des Enfants de Toulouse a été inaugurée le 17 juin 2005. Elle fait partie du programme d'aide aux familles d'enfants hospitalisés, (familles qui habitent loin de l'hôpital) initié par la Fondation Ronald McDonald. Sixième réalisation de la Fondation, ce projet a été mené sur le terrain par l'association Dessine-moi une Maison dont Michel Réglat est le président fondateur.

Spacieuse, chaleureuse, remplie de lumière, elle est « *une bulle d'oxygène* » construite autour d'un patio verdoyant.

A disposition des familles :

– Une grande cuisine collective, très fonctionnelle entièrement équipée. Rien ne manque, fours, cafetières, casseroles, torchons, produits d'entretien... Une attention particulière et appréciée, chaque famille a un petit placard fermé à clef et un réfrigérateur personnels. Ce lieu ouvert donne sur une vaste salle-à-manger.

– Une grande buanderie permet l'entretien du linge. Une solution de proximité immédiate lorsque le doudou a subi une catastrophe. Nul besoin de courir loin de l'hôpital pour trouver un Lavomatic.

– Un salon télévision réunit, souvent le soir, les fans de foot ou de rugby ou les fans de séries télé.

– L'espace informatique avec une connexion internet permet de garder le contact avec les familles restées au loin, de donner des nouvelles.

– On trouve également, une salle de jeux avec babyfoot, ping-pong, console, dans son prolongement une mini-salle de cinéma et un espace jeux pour les *« petits »* avec une grande cabane prête à recevoir tous les secrets.

– A l'ouverture, 21 chambres (quelques années plus tard 32) avec salle de bain et toilettes intégrées. Une ligne téléphonique directe avec l'hôpital maintient un lien permanent avec le service où est son enfant. C'est essentiel et tellement sécurisant. Chaque chambre porte le nom d'une couleur. Le linge de lit et de toilette est à disposition et comme à la maison, chaque famille a la charge de l'entretien de cet espace privé. Une chambre pour dormir, se laver mais aussi pour s'isoler lorsque le besoin s'en fait sentir.

– Des espaces coiffure, esthétique, massages.

Ce magnifique endroit est un lieu de vie où les gestes simples accomplis (cuisiner, faire la lessive, son lit…) sont des repères. Lorsqu'on est chez soi, ces tâches peuvent être des corvées, ici elles permettent à chaque parent d'être acteur de son quotidien alors que la maladie de votre enfant fait de vous, bien souvent, un spectateur impuissant. Chacun y trouve un peu de répit, comme il l'entend et surtout comme les forces du moment lui permettent. Un lieu où l'on ne se sent pas isolé puisque chaque parent vit une histoire similaire avec les mêmes peurs, espoirs, sentiments… Un lieu d'encouragement par la complicité des liens.

C'est aussi la possibilité, lorsqu'il y a des fratries de rassembler la famille. C'est tellement important. Je me souviens de la *« maison »* joyeuse les week-ends avec les retrouvailles parents et enfants. Un réconfort pour tous. Une façon de *« gommer »* ce sentiment d'abandon qui peut causer tant de ravages.

Un cadre de fonctionnement bien posé afin de permettre à chacun de vivre un maximum de liberté alors que la maladie pose tellement de contraintes. Des personnels et bénévoles à la fois très présents et respectueux de nos intimités.

Michel Réglat est un homme au grand cœur. Dans cette *« maison »*, il a voulu le meilleur pour permettre aux parents de pouvoir accompagner leurs enfants dans de bonnes conditions.

Il cherchait un parrain qui puisse être un soutien par la part de rêve apporté. Grand amateur de rugby et en particulier du Stade Toulousain, son choix s'est porté sur un rugbyman et Vincent Clerc a accepté cette mission.

Il s'agit bien là d'une mission que Vincent mène depuis l'ouverture de la maison avec simplicité et gentillesse. C'est un vrai bonheur de le voir jouer avec les enfants, discuter avec les parents…

Grâce à eux et au travers des visites de plusieurs sportifs et artistes, des petits bouts de rêves sont venus, comme une embellie au milieu des orages de la vie.

Merci à l'association Dessine-moi une Maison. Merci à la Fondation Ronald McDonald.

Dans cette maison, nous y avons posé, pierre par pierre, notre refuge.

Au début de notre arrivée à Toulouse, seule nous importait, la possibilité d'être au plus près de notre fille. La Maison des Parents se résumait à cette chambre à 50 mètres de l'Hôpital des Enfants. Elle nous permettait d'être auprès de notre enfant malade, c'était un besoin vital.

Puis le temps passant, nous avons pu y trouver une nouvelle respiration. Elle nous est devenue indispensable. Avec Nathalie, nous y sommes revenus, pour un instant de lâcher-prise, de décompression en journée. Ces parenthèses nous ont été nécessaires pour mieux faire face aux pressions des évènements. Cette maison est un îlot de calme où je suis venu déposer mes tempêtes intérieures.

Puis nous avons compris que pour *« tenir la distance »* et *« être solides »* auprès de Nôa, il nous fallait renouer avec ce quotidien que nous avions laissé, derrière nous, en Aveyron.

Avec Nathalie, nous avons trouvé un bienfait dans chaque pièce de cette *« maison »*.

Nos corps ont apprécié le repos dans les confortables et relaxants fauteuils du salon TV. Après les longues heures d'immobilité dans l'inconfort de notre vécu à l'hôpital, regarder quelques-unes de nos émissions nous apportait une véritable détente.

Nous avons emprunté dans la bibliothèque, mise à disposition, quelques bons livres pour lutter contre le stress de l'endormissement.

De fait, la maladie isole. Elle a mis une distance morale mais aussi physique. L'espace informatique, équipé de webcams, nous a permis de garder un lien avec notre monde *« d'avant la maladie »*.

La Maison des Parents, dans son architecture même, a su faciliter le lien. Le point central en est la cuisine ouverte sur la salle-à-manger. La confection des repas est un moment que j'ai apprécié tout particulièrement. L'occasion de rencontres et d'échanges avec les autres familles, de connivences et de confidences. D'origines diverses, d'univers différents mais unis par les mêmes préoccupations face à la maladie de son enfant. Nous nous sommes encouragés.

La directrice, les permanents de week-end, les bénévoles nous ont entourés avec beaucoup de bienveillance, d'attention, d'écoute, de discrétion.

Comme nous l'avons vécu, chaque parent, confronté à l'arrivée en urgence à l'Hôpital des Enfants et la pose d'un diagnostic sévère, va dans son combat, avancer par étape et apprendre à se saisir des *« bons outils »* de la Maison des Parents au fil du temps qui passe. Chacun avance à son rythme. Se recentrer sur soi-même, s'autoriser des moments de répit, de détente… Il m'a fallu du temps pour comprendre tout cela et être passé par bien des états d'âme…

Sur le chemin des émotions, je garde le souvenir très fort de notre premier Noël ici. Nous étions là, depuis tout juste une semaine.

« Chacun est invité à la veillée de Noël autour d'un repas. L'association Dessine-moi une Maison, les Partenaires, ont offert, dindes, foies gras, plateaux de fruits de mer, bûches. Le repas est entièrement préparé et servi par un couple qui réside à la Maison des Parents depuis, déjà bien des semaines. Ils ont déjà saisi que pour soutenir leur petite fille atteinte d'un cancer ils doivent rester dans une dynamique positive. Ce papa passera presque toute la journée en cuisine (son épouse est auprès de leur fille à l'hôpital) pour offrir un Noël chaleureux aux parents présents, aux enfants, qu'ils soient enfants hospitalisés en permission ou frères et sœurs d'enfant malade. Oui, la vie continue, elle doit continuer pour que nous y trouvions la ressource nécessaire au combat. Merci à ce papa, cette maman. Ce moment restera pour nous fort d'exemple, d'humanité, de générosité ».

Avril 2007, cinq mois se sont écoulés. Maintenant nous avons l'accord de l'équipe médicale pour nous rendre avec notre fille, *« en permission »*, à la Maison des Parents. Cette *« maison »* est aussi pour Nôa, une fenêtre qui s'ouvre sur une vie de famille retrouvée. Peut-on imaginer ?

Etre assis, tous les trois à une table, dans la salle-à-manger pour un repas. Serrés l'un contre l'autre sur le canapé du salon et regarder des dessins animés. Profiter d'un moment bien à nous dans notre chambre. Nous pouvons même proposer à Nôa d'aller au cinéma ! Oui, il s'agit bien de cela à la maison des parents, d'innombrables films visionnés dans la salle Vincent Clerc.

Dès que possible, à la demande de notre enfant et lorsque son état de santé le permet nous quittons l'hôpital pour *« notre maison de Toulouse »* ! Nôa redevient, là, une enfant comme tous les autres enfants. Quel bonheur de la voir sourire, rire, parler, jouer… Pour un temps, nous ne pensons plus à la vie de l'hôpital !

Bientôt six mois à Toulouse, nous pouvons, maintenant, emmener Nôa au centre commercial. Nous retrouvons nos habitudes de faire les courses à trois et nous laissons aller au plaisir, à chaque sortie, de lui offrir un petit cadeau qu'elle prend soin de choisir elle-même. Son émerveillement devant chaque rayon de jouets devient le nôtre ! Nous en oublierions presque la maladie, les pousses seringues fixés sur la poussette.

Je dis *« presque »* car bien des regards se posent avec insistance sur notre fille. Certaines personnes n'hésitent pas à se retourner longuement sur notre passage. Cela nous désole terriblement et nous fait souffrir. Il faudra nous habituer, les premières fois, c'est perturbant.

Ni à l'hôpital et pour cause, ni à la Maison des Parents, nous n'avons à faire face à ces situations.

Durant ces cinq mois de vie hospitalière, je n'ai croisé que des regards chargés d'empathie. J'ai pu y deviner, dans certains, la préoccupation, l'inquiétude, mais aucune curiosité, pitié. J'ai reçu de timides sourires comme des cadeaux et trouvé des encouragements dans de petits témoignages de sympathie. Dans les longs couloirs, les étages, tout le monde se dit bonjour. Aucune distinction : religion, couleur de peau, ni riches, ni pauvres. Nous sommes tous égaux face à la souffrance vécue. Il n'y a pas de petits ou grands bobos. Chaque cas est unique.

J'ai découvert, que touché au plus profond de son être, de son cœur, de son âme, toute la belle humanité se dévoile, permettant la compréhension de l'autre avec amour et respect.

Faut-il traverser de telles épreuves pour comprendre toute la fragilité de la vie et l'importance qu'on doit lui donner, pour soi, les siens mais aussi pour tout un chacun ? Depuis ce 18 décembre 2006, nous en comprenons tout le sens et la réalité du quotidien est toujours là pour nous le rappeler.

L'intervention chirurgicale a, pour un temps, soulagé Nôa, mais les douleurs reviennent, par épisodes de plus en plus fréquents, bien que le traitement morphinique soit en continu. Il nous arrive de devoir interrompre notre *« séance cinéma »* avec Nôa à la Maison des Parents pour repartir très vite à l'hôpital. Ces jours derniers, nous avons dû espacer les sorties, même les supprimer. Nous connaissons, à nouveau, les longues journées d'hôpital, rythmées seulement par les prises de sang, les dialyses… Un nuage gris dans ce beau ciel printanier.

Avec Nathalie et sans rien laisser voir à notre fille, nous luttons contre le découragement. Nous avions tellement pensé, souhaité, qu'après l'opération tout rentrerait dans l'ordre. Allez, il va falloir rassembler nos forces, faire un pas de plus…

Chapitre 11 :
L'école à l'hôpital

Couchée, au fond de ce lit d'hôpital, Nôa perd, à nouveau, de sa joie de vivre, vivre comme tous les enfants de son âge. Que faire ? Nous en discutons avec les soignants. Ils nous expliquent que des enseignants viennent donner des cours : *« L'école à l'hôpital »*. Ce n'est pas banal !

Tout y est extraordinairement bien pensé. Les programmes vont du cours préparatoire jusqu'à la terminale. Les enseignements portent, en premier lieu, sur le Français et les Mathématiques. Puis, suivant le degré de fatigue des enfants, peuvent s'élargir aux autres matières. Au-delà des matières académiques, les activités éducatives et artistiques ainsi que l'histoire des Arts sont également enseignées et initiées. Ce travail est pris en compte dans le cursus scolaire de l'enfant. Les notes sont validées. Certains examens comme le Brevet ou le Baccalauréat peuvent être passés à l'hôpital.

Des salles aménagées en classes accueillent les petits malades qui peuvent sortir de leur chambre. Pour les autres enfants, les enseignants viennent au chevet de l'enfant.

Cette perspective enthousiasme Nôa et par là même nous redonne du courage !

Voilà qui va lui permettre de renouer, en partie, avec sa vie *« d'avant la maladie »*. Nous faisons la connaissance d'Annie qui est l'institutrice référente du service de Néphrologie. Les présentations faites, Annie nous demande des renseignements sur la maladie de Nôa et son niveau scolaire. Ceci afin de s'adapter au mieux au rythme de notre fille.

Nôa a 6 ans et a effectué sa rentrée au cours préparatoire en septembre 2006. Sa scolarité fut brutalement stoppée, à la fin du premier trimestre, à cause de ses ennuis de santé. Durant ces premiers mois en primaire, Nôa a montré beaucoup d'intérêt pour l'apprentissage des fondamentaux.

Très attentive aux consignes et appliquée, elle était très à l'aise dans son travail scolaire. Son institutrice disait d'elle : *« une bonne élève »*.

Après nous avoir écoutés avec beaucoup d'attention, Annie prend un temps pour discuter avec Nôa. Ensuite, elle nous explique le processus pour la mise en place des cours à l'hôpital pour notre fille.

Dans un premier temps, Annie va prendre contact avec l'institutrice de l'école primaire de Vailhourles, en Aveyron, pour faire le lien avec et mettre en place un enseignement dans la continuité.

La reprise des cours se fait progressivement, pendant les interminables séances de dialyse. Chaque cours sera de 1h30 environ. Un temps qui ravit Nôa. Elle peut enfin redevenir une petite écolière. Les enfants malades savent se réjouir de l'essentiel.

Toutes les matières lui plaisent, mais encore plus l'apprentissage de la lecture. Le Professeur Decramer a bien remarqué la pile de livres à son chevet. Comme chaque jour, à chacune de ses visites, il embrasse Nôa et surprise, ce matin-là, il lui offre un petit cadeau. Devinez ! Un livre ! Une jolie couverture ! Un titre évocateur *« Mais moi aussi je t'aime petite souris »*. Un auteur : Kester Schlenz.

Une histoire dont je ne peux m'empêcher de vous partager, ici, les grandes lignes :

« L'histoire de Mina, une petite souris handicapée par ses grandes oreilles qui l'empêchent de bien courir et de sauter à la corde. De grandes oreilles qui la coupent souvent des autres.

Pourtant une jolie grenouille va s'intéresser à elle, devenir son amie et lui montrer tout ce que l'on peut faire avec de grandes oreilles.

Mina retrouve le sourire et confiance en elle ».

Cette histoire sur la différence nous apprend qu'il y a toujours quelqu'un prêt à nous écouter et à être notre ami pour nous aider à avoir confiance en nous. C'est un peu de cette amitié qui se construit entre le Professeur Decramer et Nôa.

Ce livre est en permanence au chevet de Nôa. Il est son livre d'apprentissage et chaque soir Nathalie l'aide à lire un peu de ce joli conte.

Des livres, le professeur Decramer va en offrir quelques-uns à sa petite patiente. Des histoires de fées, de princesses. Tout pour faire rêver une petite fille de 6 ans. Depuis, j'ai appris que dans ces contes, l'enfant peut y trouver une multitude d'idées qui l'aident à dépasser ses difficultés.

Merci Professeur Decramer d'avoir aussi utilisé les livres pour aider Nôa, que vous nommiez avec beaucoup d'affection *« papillon »*, dans son parcours face à la brutalité de la maladie.

Quotidiennement, Nôa s'applique à l'écriture, apprend les mathématiques et suit le programme normal d'une classe de CP. Lorsque sa santé se fragilise, Annie suspend les cours. Lorsque les dialyses épuisent trop Nôa, Annie allège le programme.

Bien que fatiguée, Nôa redouble d'efforts pour apprendre. Cette envie transcende son quotidien en salle de dialyse qui est devenue sa salle de classe. Lorsque la maîtresse arrive, nous cédons la place. Evident, à l'école, les parents n'assistent pas aux cours. Cette relation basée uniquement sur l'enseignement scolaire est importante pour notre enfant, elle le devient pour nous deux, adultes.

Chapitre 12 :
La vie de couple

Ce temps où il est naturel de laisser la place à Annie, offre à notre couple de se retrouver. Une *« étape ressource »* pour nous deux qui faisons front depuis six mois.

Nous sommes un couple uni et soudé mais notre vie familiale est bouleversée. L'espace et le temps où l'on se retrouve à deux se sont raréfiés. Comment parler de vie de couple pendant la longue hospitalisation de son enfant ? En avons-nous même le droit ? Dans ce temps où le corps de notre enfant n'est que souffrance, comment imaginer vivre l'intimité heureuse de notre union ?

A l'annonce brutale de la maladie de Nôa, Nathalie et moi sommes atterrés. Nous ne pensons qu'à elle. Nos angoisses, nos frayeurs, nous enferment dans un seul rôle celui de *« parent »*. Nathalie devient d'avantage mère que femme et moi d'avantage père que mari. Pour tout parent pourrait-il en être autrement ?

Une seule pensée, trouver de la vigueur pour être là *« debout »* auprès de notre enfant, fruit de notre amour. Cet amour qui se nourrit seulement aujourd'hui de paroles et de gestes de tendresse, de consolation, de soutien mutuel. Cela sera-t-il suffisant ?

Il faudra beaucoup de respect, de complicité, de tolérance pour comprendre et accepter nos silences mutuels et l'inquiétude qu'ils suscitent.

Autour de nous, dans cet hôpital, dans les couloirs, les salles d'attente, il m'arrive d'être spectateur de véritables scènes de ménage. Elles me font peur. La maladie de son enfant peut-elle avoir raison du couple ?

Instinctivement, je prends comme un cadeau ce temps où Nôa est *« à l'école à l'hôpital »*. Avec Nathalie, nous flânons, faisons nos courses, revenons à la Maison des Parents, y vivons notre intimité, cuisinons…

Des occasions de nous confier mutuellement, d'échanger. Notre couple se retrouve ! Nous libérons ainsi une énergie nouvelle pour affronter ensemble cette terrible épreuve.

Chaque pas de gagné pour Nôa sur la maladie libère nos pensées, nos corps aussi. Un pas de plus pour notre couple qui a trouvé, dans son union la plus intime, une sérénité qui apaise en chacun les sentiments de rébellion, de colère, d'injustice, de solitude et ouvre la porte de l'acceptation.

« Acceptation » un drôle de mot qui pourrait s'apparenter à *« résignation »*. Pourtant, j'ai découvert qu'accepter de vivre notre présent, donne de l'élan à chacune de nos journées. Cet élan nécessaire pour continuer notre chemin qui reste si difficile face aux incertitudes du lendemain, face à la santé de Nôa, à la solitude de nos séparations, lorsque je suis à mon travail.

Chapitre 13 :
S'amuser, une thérapie

Sur le plan médical, nous sommes toujours dans le même processus de bilans, dialyses mais nous sentons que notre fille accepte et tolère mieux les soins. A nouveau, on redécouvre chez elle l'insouciance de l'enfance reflétée par ses beaux sourires. Notre petite princesse Nôa est bien là !

Jour après jour, le quotidien devient moins pesant, moins stressant. L'équipe médicale du service de Néphrologie a aussi constaté que le bon moral revenu chez Nôa la pousse de progrès en progrès.

Pas de doute possible, dans ce combat si injuste, la maladie ne gagnera pas. Nous voyons aujourd'hui notre printemps de vie !

C'est dans ce contexte plus favorable pour nous que le service de Dialyse nous offre un merveilleux cadeau : trois places pour assister au show d'Holiday on Ice qui se produit au Zénith de Toulouse.

Comment est-ce possible ? Nous ne pouvons que saluer l'implication de tout le personnel soignant, la générosité des associations qui interviennent sur l'hôpital et œuvrent pour faire vivre des instants magiques aux enfants hospitalisés.

Le jour venu, nous nous préparons à assister au spectacle. Nos gestes obéissent à un rituel bien rôdé : installer sur la poussette-canne tout le matériel médical qui permet ce déplacement dans les meilleures conditions. Rien ne saurait ternir notre joie. Nous allons profiter pleinement de cette superbe après-midi qui s'annonce.

Beaucoup de monde se presse à l'entrée du Zénith. Nous ne voyons qu'une seule chose : l'immense scène transformée en patinoire. Le rideau est tombé sur les difficultés de nos vies. Les projecteurs éclairent notre bonheur. La musique accompagne l'arrivée des patineurs qui virevoltent pendant deux heures, tout au long d'un spectacle féerique. Plus rien n'existe sinon le rêve, l'émotion. Dans les yeux de Nôa des milliers d'étoiles. Nous quitterons le Zénith avec dans notre sac de beaux souvenirs et une petite robe de danseuse achetée pour notre fillette.

Nous voici de retour à l'hôpital. Nôa n'a qu'une hâte, regagner sa chambre, revêtir sa tenue de danseuse et aller à la rencontre des infirmières impatientes de connaître le moindre détail du spectacle. Nous nous lançons dans de joyeuses explications. Nous sommes à Holiday on Ice, avec, pour artistes les infirmières, maître de cérémonie Nôa et comme patinoire ce coin de couloir du service de Néphrologie. Les rires fusent et soulignent l'enchantement prolongé de notre après-midi récréative.

Soigner, ce n'est pas seulement faire des gestes infirmiers, c'est aussi la complicité de ces instants de détente. L'équipe soignante sait l'importance de ces partages. Un lien qui nous renforce pour tenir bon lorsque les jours sont moins favorables.

Aujourd'hui, le soleil brille pour nous, notre moral est au beau fixe... Nous reprenons confiance !

Chapitre 14 :
Un rêve

C'est surprenant, mais au fil des mois, nous sommes entrés dans une espèce de routine à l'hôpital. Les habitudes nous sont salutaires.

Lorsque les soins sont moins contraignants, Nôa aime suivre par-dessus tout, une série télévision : « *H* ». Comme actrices et acteurs, on peut y voir Jamel Debbouze, Eric et Ramzy, Catherine Benguigui, Jean Luc Bideau, Linda Hardy, Edgar Givry.

« *H* » car elle met en scène la vie d'un hôpital. Oh ! Pas la face sombre, mais le côté décalé, celui qui fait que la vie y est soutenable. Un comique de situation qui nous fait partir dans de grands fous rires familiaux.

Le rire à l'hôpital est un bon médicament !

Merci à tous de nous avoir accompagnés jusque-là. Vous êtes la force vive de notre combat aujourd'hui.

Savoir que l'hôpital peut réaliser des rêves a été aussi une découverte au hasard d'un dépliant !

Nous interrogeons Nôa sur ses rêves. Spontanément et tout naturellement, elle nous répond :

— Je voudrais rencontrer les artistes de la série « *H* ».

Nous sommes interloqués par la « *hauteur* » de ce rêve. N'y aurait-il que les enfants pour croire que les rêves sont réalisables ?

Nous repensons au dépliant de l'association « *Rêves* » et prenons contact avec eux. L'une des bénévoles vient à notre rencontre, hors la présence de Nôa, pour préserver le secret. Nous parlons de la maladie, des moments terribles traversés, des mieux aussi au fil des mois, du plaisir pour notre enfant de la scolarité reprise pendant les dialyses et du goût retrouvé pour les rires. A son tour, elle présente leur association dont la mission est de réaliser les rêves d'enfants malades.

— Et le rêve de Nôa ? nous dit-elle.

Avec beaucoup d'attention, de sérieux cette dame note, noir sur blanc, la longue liste d'actrices et acteurs de la série « *H* ». Les premiers contours du rêve sont posés là.

Elle nous promet que son association fera le maximum.

Chapitre 15 :
Le soutien des associations

Rire, rêver, nous avons appris que c'était possible tout en sachant que l'état de santé de Nôa fait qu'elle a perdu ses reins et que de longues heures de dialyse sont indispensables à sa vie. Ne croyez pas qu'il s'agisse d'inconscience. Simplement, tout simplement, tout est fait autour de nous par l'équipe médicale hospitalière, les soignants, les associations pour nous rassurer, nous replacer dans une *« normalité de vie »*. Pour nous y aider, le Professeur Decramer nous suggère de nous accorder de longues promenades dans Toulouse pour aller avec Nôa à la découverte de la *« ville rose »*.

Tout de suite, deux questions me viennent à l'esprit. Comment Nathalie et Nôa peuvent se déplacer, seules, loin de l'hôpital ? De plus, notre budget a aussi souffert de la maladie ; nous ne pouvons pas nous permettre trop d'écart.

Tout problème a une solution ! En semaine, Florence, animatrice-éducatrice dans le service de Néphrologie les accompagnera. Pour le côté *« dépenses »* l'assistante sociale du service contacte des associations. La Fondation des Hôpitaux de Paris-Hôpitaux de France (pièces jaunes), la Fondation Princesse-Grâce-de-Monaco, nous attribuent une aide financière.

Les soins, les dialyses, les cours, les devoirs, les longues promenades à la découverte des musées, des magnifiques parcs qui fleurissent dans la ville, balade en péniche, remplissent le quotidien de Nath et Nôa. Moi, en semaine, en Aveyron, à mon travail, rassuré par les bonnes nouvelles. Nous prenons de plus en plus confiance dans nos capacités à gérer cette nouvelle vie et ses contraintes.

Un énorme MERCI à toutes les fondations, associations qui nous accompagneront ! Vous contribuez largement à l'amélioration de notre nouvelle vie et ses contraintes.

Les enfants, malgré la maladie,
doivent continuer à jouer, à rire, à s'émerveiller, à rêver, à apprendre.
Avec leurs parents et leurs frères et sœurs,
ils trouvent un fort appui auprès des fondations, des associations
qui par leur travail apportent un bien-être physique et moral indispensable.

Chapitre 16 :
Tout Le Monde Chante contre le cancer (TLMC)

Les amis veulent aussi participer à ce renouveau. Deux mamans d'amies d'enfance de Nôa ont contacté une association en Aveyron : *« Tout Le Monde Chante contre le cancer (TLMC) »*. Cette association, Nathalie et moi, nous la connaissons. Elle a vu le jour en 2005, à Villefranche-de-Rouergue, notre ville avec ses maisons de pierres, mais des cœurs qui battent à l'unisson pour apporter aux enfants malades et leurs familles de la joie, de la détente, de l'énergie.

Un peu d'histoire pour comprendre le parcours de cette association. Son président, Nicolas Rossignol, natif de cette terre aveyronnaise est *« monté »* à Paris, très jeune pour faire ses études de journalisme. Durant une quinzaine d'années, il exercera son métier à la télévision, dans diverses émissions. Il sera récompensé d'un *« sept d'or »* pour les *« Cœurs du savoir »*. Une vie professionnelle passionnante et bien remplie mais il a besoin ? Envie ? D'ouvrir *« une fenêtre »* sur quelque chose de différent.

Construire une association forte pour développer son action auprès des hôpitaux et maisons de parents afin d'améliorer la vie des enfants malades et leurs familles. Cela passe aussi bien par la fourniture d'équipements de confort, d'opérations cadeaux à l'occasion des Noëls, Anniversaires, fêtes des Mères, des Pères, l'organisation de moments récréatifs avec chanteurs…

Libérer du temps pour *« les enfants courage »*, *« la tribu des têtes chauves »* qui sont les invités-stars de deux galas à Villefranche-de-Rouergue, en juillet. Ces concerts sont un modèle unique.

Offrir à ces familles, en amont de ces deux soirées, une semaine de vacances en Aveyron où la seule préoccupation est le choix parmi les nombreuses activités proposées (poney, jet-ski, golf, canoë-kayak, baptêmes de l'air en hélicoptère, montgolfière…). Les repas sont de grandes tablées de bonne humeur et de spécialités aveyronnaises.

Faire vivre des instants uniques autour d'évènements artistiques, émissions de télévision et permettre l'accès aux coulisses (comédies musicales, Star Académy, The Voice...)

Inviter aussi à des rencontres sportives mythiques tels que la finale du Top 14, Roland Garros, Grand Prix de Monaco...)

Permettre des journées d'évasion dans les parcs d'attractions (Disneyland Paris, foire du Trône...)

Organiser sur Paris des soirées évènementielles (galas à l'Olympia, au Casino de Paris...)

Nicolas Rossignol a choisi sa liberté professionnelle pour mieux servir bénévolement *« Tout Le Monde Chante contre le cancer »*, avec, à ses côtés, aujourd'hui 300 bénévoles, *« les Anges Gardiens »* qui donnent de leur disponibilité, de leur argent, de leurs talents au service des enfants malades, leurs parents et les fratries.

C'est ainsi, que Christophe V..., bénévole de TLMC, prend contact avec Nathalie à l'hôpital et lui propose 3 invitations VIP pour les deux galas de Villefranche-de- Rouergue en juillet.

Nous sommes mi-juin, Nathalie ne sait que répondre. 7 mois que notre vie s'est installée à Toulouse. 7 mois que Nôa et Nathalie n'ont pas quitté l'hôpital, sinon que pour quelques heures, en journée depuis que l'état de santé de notre enfant s'est amélioré. Mais comment quitter l'hôpital et les dialyses, la sécurité de se savoir entourés des médecins, soignants ? D'ailleurs, est-ce possible ?

Nous interrogeons l'équipe médicale qui se montre tout à fait favorable à cette sortie, pourquoi pas sur un week-end *« en permission »*. Ainsi, nous pourrions profiter des galas, qui ont lieu fin de première semaine de juillet, l'occasion de retrouver notre *« chez nous »*. Une grande première !!!!

Notre joie est indescriptible dans un premier temps, puis le doute va nourrir nos craintes de parents. Comment gérer les problèmes de santé qui pourraient surgir pour Nôa, si loin de l'hôpital ? Nicolas Rossignol sait-il que par cette invitation, TLMC va nous faire travailler sur nos craintes pour franchir ce grand pas ? Nous sommes aux portes de l'été, une nouvelle étape nous attend.

Chapitre 17 :
Le retour à la maison

Les derniers examens médicaux confirment la disparition de la bactérie. La reprise de l'alimentation est maintenant complètement intégrée et assimilée. L'équipe médicale valide la décision d'une sortie définitive.

Le Professeur Decramer nous annonce cette merveilleuse nouvelle. Les portes de la vie s'ouvrent toutes grandes sur ce bonheur que nous avions cru perdre à tout jamais : rentrer chez nous, tous les trois, ensemble !

Paradoxalement, notre joie est prisonnière des filets de la peur. Peur de s'éloigner de cette bulle protectrice qu'est l'hôpital. Peur de ne plus avoir la proximité du personnel soignant. Peur de ne pas savoir faire face… Ces réactions sont bien connues des équipes médicales et soignantes.

Le Professeur Decramer nous écoute avec beaucoup d'attention et trouve les bons mots pour nous rassurer. Nous allons pouvoir porter toute notre attention au protocole mis en place pour l'encadrement de cette nouvelle étape. Il nous remet tous les numéros de téléphone qui seront notre lien avec l'hôpital en cas d'urgence. Pour les dialyses, il faudra que Nôa et Nathalie reviennent tous les deux jours à Toulouse.

Durant ce long échange, le Professeur nous rappelle que les dialyses sont une solution transitoire dans l'attente d'une transplantation rénale.

Le Docteur Le Tallec, Diabétologue, se joint à notre petit groupe pour nous parler du régime alimentaire qui doit être suivi à la lettre dans le cas précis de Nôa. Madame Ponzi, diététicienne, va nous apprendre à élaborer des menus types, sans sel et sans sucre.

Dans quelques jours, juillet, Christelle, infirmière coordinatrice des maladies rénales et en poste également au service de consultation des transplantés nous explique qu'en été, durant une quinzaine de jours, vacances obligent, le service de dialyse fonctionne au ralenti, accessible tout de même aux urgences.

— Au ralenti ? Est-ce possible que les enfants dialysés partent en vacances ?

Christelle nous parle de l'association Dialyse Pédiatrique Culture et Loisirs implantée dans son service. Dans sa mission, plusieurs objectifs :

– Actions d'éducation à la santé…

– Organisation de sorties culturelles, voyages de fin d'année, séjours dans des parcs de loisirs…

– Programmation de vacances estivales encadrées, à la montagne ou à la mer…

– Aide financière à la réalisation de projets menés par les enfants transplantés tels que dessins animés sur leur univers de vie…

– Participation à l'élaboration de livrets d'information telle qu'une bande dessinée sur *« la prévention du soleil »*.

Autant d'actions qui permettent de mieux vivre le quotidien si contraignant et à l'instant présent, nous laissent entrevoir que la vie est possible en dehors de l'hôpital. Bien plus, que les vacances sont envisageables !!!

Pour terminer, Christelle nous remet la liste des hôpitaux pédiatriques de France avec centres de dialyse. Une ville accroche très vite mon regard : *« Montpellier »*.

Nous sortons de ces entretiens tranquillisés et même, avec en tête, le projet de partir en vacances. C'est inouï ! J'ai du mal à y croire ! Pourtant, immédiatement, je téléphone à nos amis qui habitent à proximité de Montpellier afin de savoir s'ils pourraient nous recevoir une quinzaine de jours cet été.

Francis et Lauriane sont bien plus que des amis. Avec Francis, j'ai partagé mes plus jeunes années, puis nous nous sommes perdus de vue, suite au déménagement de sa famille dans l'Hérault. Une quinzaine d'années plus tard, certains évènements nous ont permis de nous retrouver et l'amitié renouée s'est renforcée. C'est un peu une deuxième famille.

Leur impatience de nous accueillir est un encouragement pour préparer notre sortie de l'hôpital. Francis me précise que le service de Néphrologie de l'hôpital Arnaud de Villeneuve à Montpellier est à une heure de leur domicile. Dans la foulée, je contacte une société de transports ambulanciers pour savoir la faisabilité et l'organisation des allers et retours du centre de dialyse à notre lieu de vacances. Aucun problème, un VSL assurera ce service.

Toutes ces dernières nouvelles nous font tourner la tête. Nous avons besoin de poser nos émotions. Nous retournons dans la chambre de Nôa. Nos angoisses d'adultes cèdent devant l'impatience joyeuse de notre enfant. Elle va retrouver sa maison, sa chambre, ses animaux... Nous laissons éclater notre joie !

Cette gaieté, nous n'avons qu'une hâte, la partager avec les infirmières. Elles ont vécu, à nos côtés, tous nos désespoirs, aujourd'hui nous leur offrons notre bonheur tout neuf. Merci pour ce que vous êtes, chacune...

Le calme revenu, nous prenons conscience qu'il va falloir vider cette chambre d'hôpital ainsi que celle de la maison des parents, de 7 mois de présence. Noël est passé par là, avec tous ses jouets, mais aussi, les cadeaux faits à Nôa pour casser la grisaille du quotidien et éveiller l'envie. Cela remplit déjà un coffre ! Trois saisons de vêtements, des effets personnels. Les valises sont pleines. Deux voyages en Aveyron seront nécessaires.

Nous sommes début juillet 2007, le grand jour est arrivé. Nous quittons le service de Néphrologie. Ce départ est empreint de nouvelles émotions qu'il va falloir gérer.

Ce soir, nous dormirons chez nous. Cela me rappelle que nous serons à 130 kilomètres de l'hôpital. Cette seule pensée m'entraîne au bord d'un précipice d'insécurité. Allez, le *« saut à l'élastique »*, c'est pour maintenant !

Avant, il faut dire *« au revoir »* à toute l'équipe hospitalière. Nos cœurs se serrent de reconnaissance et nos mercis sont forts de sens. Nous devons à ces femmes, ces hommes, d'avoir pu tenir dans les jours sombres. Nous avons pu compter sur leur professionnalisme et sur cet amour inconditionnel qu'ils portent aux enfants malades et à leurs familles. Ils vont nous manquer.

Le Professeur Decramer et le Docteur Le Tallec nous remettent les ordonnances de médicaments avec quelques dernières recommandations. Il est temps de nous séparer.

Quitter Toulouse, c'est aussi laisser derrière nous la Maison des Parents où nous avons vécu tant de batailles. Combien de fois, dans ce bureau où nous sommes aujourd'hui pour dire au revoir et encore un merci, nous avons trouvé un abri où verser nos larmes. Notre souffrance, notre détresse ont été entendues. Nous en sommes toujours ressortis compris, apaisés, réconfortés par des paroles justes, d'une grande humanité. Lorsque Nôa a eu une permission médicale de sortie de l'hôpital, dans ce même bureau, nous avons trouvé des moments plus légers où le rire nous a fait du bien. Ce même amour qui anime les équipes de soins à l'hôpital.

Chacun, ici, peut y trouver le respect de son vécu, l'écoute, la compassion. L'authenticité des liens créés dans l'empathie et la considération est un fort soutien pour les familles.

Un pas de plus franchi dans l'émotion… Nous sortons du bureau pour aller à la rencontre des parents présents. Dans la cuisine, certains préparent le repas, d'autres se reposent un peu dans le salon TV. C'est encore un instant difficile à partager. Nous le savons bien, nous qui avons vu tant de familles partir alors que nous étions dans l'interrogation des lendemains. La plupart des départs ont la saveur d'une victoire sur la maladie, mais ramènent chacun de ceux qui restent à sa propre histoire et ses incertitudes.

Un dernier regard, aux alentours, sur ce patio illuminé de ce bel été qui commence. Nous laissons cette *« maison »*, la nôtre durant ces 7 mois.

Un *« au revoir »* seulement, car avec Nathalie, nous savons bien que nous y reviendrons. Nous y vivrons d'autres épreuves, qui toucheront au sens même de la vie, mais nous nous laissons aller à la joie de l'instant présent. Il est temps de partir !

Nos derniers pas ici, chargés d'émotions diverses et contradictoires, nous conduisent vers notre voiture. Aujourd'hui, je ne repars pas seul ! Je vois dans le rétroviseur, sur le siège arrière, Nathalie et Nôa, blotties l'une contre l'autre, dans un moment de tendresse. La clef dans le contact, le moteur tourne, en route pour l'Aveyron, pour *« notre maison »*.

Les premiers kilomètres défilent, avec pour frein à notre joie, l'inquiétude. Incrédulité d'adulte, crainte pour notre enfant, que penser ? Avec Nathalie, nous n'avons de cesse de demander à notre fille si elle se sent bien. Il faut avouer que nous avons encore du mal à croire à la réalité de cet instant.

Une nouvelle fois, Nôa va nous donner une leçon de vie, comme seuls savent le faire les enfants malades et nous aider à balayer d'un revers de main nos hantises. Son enthousiasme, son plaisir, son impatience à retrouver ses jeux, ses animaux sont les panneaux indicateurs de la bonne direction à prendre. Nous allons toujours en Aveyron, mais je prends la première voie à droite, la voie du bonheur ! Merci Nôa !

Imaginez nos sentiments lorsque nous arrivons devant notre *« chez nous »* ! Dans nos vies de tous les jours, lorsque tout va bien, nous ne connaissons pas le privilège de tous ces instants... Merci à la vie pour ce cadeau, aujourd'hui nous savons !

Nôa court vers ses animaux. Ses amis, de si longue date, l'attendent sur le seuil de l'entrée. Elle serre très fort dans ses bras son chien, son chat et les couvre de baisers. Nous prenons le temps de ces retrouvailles.

J'ouvre la porte et laisse l'honneur à Nathalie et Nôa d'entrer les premières. Je suis heureux ! La maison s'anime de leurs présences. Nath fait le tour de toutes les pièces de cette maison où elle a très peu vécu. 7 mois sans y être venue. Nôa est déjà dans sa chambre avec ses jouets.

Nous avions cru vivre un cauchemar, aujourd'hui, nous croyons vivre un rêve. Si l'un a fait irruption dans nos vies, tel le feu d'un volcan, le rêve nous dépose dans la douce fraîcheur de notre foyer.

Nous vidons le coffre de la voiture, rangeons toutes nos affaires. Une façon de se saisir de la réalité, de reprendre les marques de notre vie familiale. Tout cela terminé, nous prenons un temps de repos, tous deux sur le canapé. Reprendre du souffle pour aborder les questionnements face à la gestion des soins de Nôa.

A l'hôpital, nous avons eu une solide formation. Nous connaissons les gestes à accomplir et avons pratiqué les soins. Mais ici, nous sommes seuls. Ni médecin, ni infirmière, pour nous venir en aide. Je n'ai jamais sauté en parachute, mais je pense que nous en éprouvons le même vertige.

Comment gérer au mieux cette situation ? Comment veiller au mieux sur notre enfant ? Nous allons faire face, une fois de plus, ensemble. En premier lieu, nous pensons qu'il vaut mieux que Nathalie dorme auprès de Nôa, comme à l'hôpital. Elle continuera à prendre en charge, la prise des médicaments ainsi que l'accompagnement en ambulance, tous les deux jours sur Toulouse pour les dialyses. Je m'occuperai de prévoir les menus, faire les courses et préparer les repas qui obéissent à des règles très strictes.

Cette organisation libère nos esprits et l'envie de profiter des plaisirs de la vie.

Dès le lendemain de notre retour, nous rendons visite à mes parents, ma sœur et ma nièce. Cette fois, les larmes qui coulent sur les visages marquent le bonheur de ces retrouvailles attendues depuis 7 mois. La conscience de la fragilité de la vie m'en fait savourer toute la dimension. Nous sommes tous là, réunis. Ce n'est pas un dû ! C'est un cadeau !

A l'heure où j'écris ces lignes, quelques années sont passées. De ce souvenir, je ne peux rien dire de plus sinon qu'il faut vivre pleinement à chaque seconde, minute…

Ce début juillet 2007 nous comble de présents…

Chapitre 18 :
Au cœur de Villefranche

Là où nous allons être, en ce début juillet 2007, puisque nous sommes invités aux concerts de l'association « *Tout Le Monde Chante contre le cancer* ».

Nathalie reprend contact avec Christophe V... Tout d'abord, il est très heureux de nous savoir sortis de l'hôpital et nous propose de nous rencontrer pour faire connaissance. Rendez-vous est pris, chez nous.

Nôa est d'un caractère plutôt réservé. Christophe, lui, ne l'est pas. Il respire la convivialité. Il ne faut pas très longtemps pour que chacun se sente à l'aise. Nous racontons très librement la maladie de notre fille, les soins et impératifs qui en découlent, nos appréhensions aussi quant à ces soirées de gala. Christophe est bénévole à TLMC, mais aussi, aide-soignant à l'hôpital de Villefranche-de-Rouergue. Il sait nous rassurer quant à la sécurité de Nôa.

Pour nous mettre dans l'ambiance des deux concerts à venir, il nous dévoile juste quelques noms d'artistes présents : Leslie, Elodie Fregé, Julien Doré. Tous ces chanteurs, notre fille les connaît à travers les émissions de télévision. Dans son regard, on peut déjà lire toute la joie à venir. L'excitation de l'attente accompagnera et rendra plus facile ces premiers allers et retours sur Toulouse pour les dialyses.

Le jour « *J* » arrive ! La coquetterie est le mot d'ordre de ce début de matinée. Quelle tenue mettre ? Quelle coiffure ? Voilà les préoccupations de notre fille ! Comme cela nous fait du bien à nous aussi parents ! Nous sommes portés par la frivolité de ces instants jusqu'au rendez-vous, en début d'après-midi, avec les bénévoles qui nous attendent sur les stands des animations.

Lætitia, Faber, Franck, Sylvain, Jean-Michel, Christophe, Daniel, Catherine, Claude sont les premiers bénévoles à nous embrasser chaleureusement. Certains visages sont connus et je sais que la ferveur de leur engagement est née dans la sensibilité d'évènements vécus. Ces sourires de bienvenue seront présents tout au long de ce merveilleux week-end.

Il fait chaud sur la Place Louis Fontanges à Villefranche-de-Rouergue. Pas seulement grâce au soleil qu'aucun nuage ne cache, mais de cette chaleur que les cœurs généreux procurent. L'un d'entre eux s'appelle, Nicolas Rossignol. C'est le Président Bénévole de *« Tout Le Monde Chante contre le cancer »*. Il est là devant nous ; se présente avec cette spontanéité qui le caractérise. Il sait un peu du parcours qui est le nôtre. Ses paroles sont accueillantes et il y a dans son regard cet éclat de l'enfance qui fait se sentir bien. Nôa est ravie et Nicolas ne cessera de l'appeler *« ma princesse »*. Les princes existent, vraiment...

Nous allons d'animation en animation. Nous passons par l'atelier maquillage pour faire honneur à Mickey qui est l'un des hôtes de ce festival. L'ambiance est festive. Nôa nous tire vers une longue file d'attente, devant un panneau décoré de deux immenses ailes d'ange. Qu'est-ce ?

Des *« Polos Roses »*, (ainsi s'identifient les bénévoles), nous expliquent que nous allons pouvoir faire des photos avec les *« Anges Gardiens »*. Nous sommes intrigués. Mais qui sont les Anges Gardiens ?

Les Anges Gardiens sont des chanteurs, journalistes, présentateurs de télévision, humoristes... qui s'engagent au côté de TLMC pour lui donner des ailes et offrir ces *« espaces d'émerveillement »* aux enfants malades et leurs familles. Nous allons en croiser un grand nombre durant ces deux jours. Ils nous ont impressionnés par leur disponibilité, leur gentillesse, leur grande humanité.

Nôa quitte le stand photos avec de quoi remplir un bel album-souvenir qui nous fera toujours dire que, donner vie aux rêves, c'est donner de la vie au quotidien. Et nous allons encore en avoir du rêve...

Nous sommes en plein milieu de ce bel après-midi lorsque les familles sont invitées à rejoindre l'aérodrome qui se situe à cinq minutes. Tiens pourquoi, là-bas ? Nous n'allons pas tarder à le savoir ! Toute une troupe nous attend, inconnue pour nous, mais très vite nous apprenons qu'il s'agit des actrices et acteurs du feuilleton *« Plus Belle la Vie »*.

Nous ne restons pas très longtemps en retrait. L'un d'entre eux, Julien Bravo (Fabien dans le feuilleton) vient vers nous tout naturellement. Nous faisons connaissance. Toute gêne de notre part disparue, nous nous laissons prendre au jeu de batailles d'eau rafraîchissantes et hilarantes. Hallucinant !

Mais, serions-nous venus ici uniquement pour ces jeux d'eau ? Peu probable ! Un hélicoptère survole nos têtes et vient se poser sur le tarmac. Ah ! Nous commençons à comprendre et au jeu des devinettes, c'est gagné ! Nous allons faire des balades en hélico !

Du rêve à la réalité… Des *« Polos Roses »* nous guident vers la piste. Certains enfants ont partagé le vol avec des artistes ou chanteurs. C'est tous les trois, ensemble, que nous allons vivre ce baptême de l'air. Nous saluons le pilote qui s'empresse de nous installer. Nathalie et Nôa montent à l'arrière. Je m'assois à l'avant, à côté du pilote. Chacun de nous s'équipe d'un casque muni d'un micro, ainsi nous pourrons toujours rester en contact. C'est important car je lis bien dans les regards de Nath et Nôa une certaine inquiétude. Nous attachons fortement nos ceintures et je prononce ces mots, que nous connaissons bien maintenant, pour les avoir souvent dits : *« Tout ira bien »* !

C'est parti ! Le moteur vrombit, les pales de l'hélicoptère tournent de plus en plus vite. Le décollage est imminent ! Caméscope en main, touche *« record »* enclenchée, le voyage peut commencer ! Oui un voyage-découverte de notre terre villefranchoise, vue du ciel ! Une première ! Nous cherchons du regard les coins connus, les maisons qui nous sont familières. Cet enthousiasme partagé est scellé par les *« Je vous aime papa, maman »* criés par notre fille dans son micro, auxquels viennent en écho, nos *« nous t'aimons Nôa »*.

Quinze minutes environ, en apesanteur, en compagnie de notre pilote-Ange Gardien et avec une sensation étrange de légèreté et de liberté. Un court moment, mais dont le souvenir restera présent des années. C'est totalement enivrés et euphoriques que nous retrouvons la terre ferme. Nous remercions très chaleureusement et avec reconnaissance le pilote et les bénévoles !

Les têtes tournent de bonheur et ce n'est pas fini ! Juste une mise en bouche de ce qui nous attend. Nos rêves n'ont jamais eu cette « *hauteur* » ! C'est vertigineux !

Nous voici revenus Place Fontanges. Les familles, invitées d'honneur, peuvent assister aux répétitions des chanteurs. Nous avons du mal à suivre Nôa, impatiente de voir et t'entendre ses chanteurs préférés. Nous voici devant une scène immense. C'est impressionnant ! Et que dire lorsque Nôa voit à quelques mètres d'elle, la chanteuse Leslie en conversation avec quelques personnes.

Le regard de Leslie croise le nôtre. Elle a bien compris notre hésitation à venir à sa rencontre. C'est elle, qui avec beaucoup de gentillesse se dirige vers nous. Nous lui présentons Nôa, qu'elle embrasse avec empressement. Après une longue discussion, photo-souvenir, signature d'un autographe, un petit signe de la main ! A ce soir ! Quel bonheur !!!

Nous suivons trois heures de répétition. Trois heures où l'on sent bien que, chaque Ange Gardien, n'est animé que par le désir d'emporter ce soir sur les ailes d'un rêve tout éveillé, une centaine d'enfants malades et leurs familles ainsi que tous les participants.

Je suis très insistant sur ces intermèdes de plaisir qui, certes, ne nous font pas oublier les contraintes de la maladie mais nous maintiennent forts pour tenir bon !

L'heure du dîner approche pour tous. Les bénévoles s'activent dans l'espace « *cuisine* ». Les familles invitées viennent des quatre coins de France. Les repas sont une découverte gustative du terroir aveyronnais ! Pour nous, ce sera à la maison, car le régime strict de notre enfant ne permet pas d'écart. Il faut aussi donner le traitement médicamenteux du soir.

Nous sommes sortis de l'hôpital depuis juste quelques jours mais l'habitude est déjà bien prise des bons gestes, réflexes, pour préserver au mieux la santé de notre puce, qui reste tout de même fragile. Il y a quelques semaines, nous n'aurions même pas imaginé ce que nous vivons aujourd'hui. Le mur de l'impossible s'est fracassé, à notre insu, au fil du temps qui nous a façonnés.

Le concert est prévu à 21 heures. Nous n'avons pas besoin de nous presser, l'effervescence nous pousse ! Les *« pass »* attachés à nos cous nous signalent VIP. A l'entrée, les bénévoles nous conduisent à nos places réservées.

Il faut savoir que cinq, voire même six mille personnes, sont attendues pour ces concerts. Toutes unies pour *« chanter contre le cancer »*, dans cette petite ville aveyronnaise, terre d'accueil de ce grand évènement. L'émotion est déjà palpable au moment où le soleil couchant tire sa révérence et laisse la place aux premières lumières qui éclairent la scène. Les projecteurs s'allument, Nicolas Rossignol arrive, micro en main. Son discours est très touchant. Pour donner tout le sens et l'origine de cette association TLMC, je préfère le citer :

— L'histoire de « Tout Le Monde Chante contre le cancer » a commencé avec des chansons, celles que je chantais au chevet d'un enfant malade, dans sa chambre d'hôpital… Un petit bonhomme extraordinaire ! Tout chauve, tout rigolo, tout sourire, tout beau. Il avait 3 ans et demi !

Dans nos délires d'apprentis chanteurs, il y avait des rires, des éclats de rires immenses… Il y avait une force incroyable, une immense lumière et surtout plein d'espoir…

De cette joie de vivre en chanson est né « Tout Le Monde Chante contre le cancer ».

Ce petit bonhomme n'est malheureusement plus là pour être dans les chœurs… Mais dans mon cœur, il a une place immense…

C'est pour lui, mais aussi pour tous les autres petits anges que nous avons voulu nous mobiliser avec notre ami Philippe Leguy. En effet, pendant des années, j'ai eu l'honneur de co-présider l'association aux côtés de ce compagnon de route extraordinaire, un co-président hors du commun qui a incarné, sans réserve, les valeurs de partage, d'échange, de culture, de découverte et de solidarité qui nous sont chères. C'est avec lui que nous avons mis en place l'aventure de TLMC.

Mais le sort est parfois ironique... Philippe nous a quittés en 2007, emporté par cette maladie que nous combattons avec force à travers nos évènements. Ces concerts lui sont dédiés.

Ces évènements, il les avait voulus festifs, grandioses, généreux, chantants et magnifiques. « Tout Le Monde Chante contre le cancer », c'est tout cela et même plus encore.

Plutôt qu'une minute de silence, faisons une minute de bruit immense dans l'espoir que Philippe et tous les copains, là-haut sur leurs nuages, nous entendent. Pour que l'on puisse, tous ensemble, soutenir les autres enfants malades, leurs parents, leurs frères et sœurs. Juste leur montrer que nous sommes là, à leurs côtés, engagés, enragés même !

Merci à tous les amis qui se sont mobilisés pour commencer à former une chaîne généreuse : des chanteurs, des musiciens, des journalistes, des animateurs, des sportifs, des chefs d'entreprises...

Tous sont venus dans un même état d'esprit de générosité pour pousser un grand cri du cœur. Mais dans cette aventure, ils ne sont pas les stars ! Les stars de « Tout Le Monde Chante contre le cancer » sont les enfants malades qui depuis des mois, voire des années luttent contre une sale maladie appelée « cancer ».

C'est pour eux que nous devons nous battre, pour que leurs parents ne se sentent plus seuls face à ce douloureux combat.

C'est aussi pour nous, pour vous, pour les vivants, que nous devons le faire, pour faire reculer la maladie et faire avancer l'espoir.

Dans cette aventure, nous ne parlerons pas de la mort mais de la vie. Il n'y a que ce combat-là qui mérite d'être mené et si, en plus, nous partons sur ces chemins de bataille en chantant, alors nous serons encore plus forts, plus soudés et pas de doute, nous vaincrons.

Alors, vous aussi, rejoignez la famille des Anges Gardiens et chantez puisque « Tout Le Monde Chante contre le cancer » !!!!!

Ces paroles font écho, de près ou de loin, à l'histoire de chacun, ici présent ce soir. Des larmes d'émotion coulent sur les visages et rappellent les ouragans qui peuvent balayer nos existences. La fragilité de la vie nous l'avons côtoyée. Elle est inscrite à jamais dans chacune de nos pensées. Nôa est vivante, bien vivante. Cette vie est, aujourd'hui, notre *« fer de lance »*. Oui ! Nous nous battons pour la vie !

Soudain, un roulement énorme monte des gradins, un coup de tonnerre ? Non ! Un tonnerre d'applaudissements, un hymne à la vie, qui se prolongera une bonne dizaine de minutes. Oui, ensemble, nous vaincrons contre la fatalité, le découragement, la peur…

Alors chantons !

Les Anges Gardiens ont envahi la scène et viendront même tout au long du spectacle se mêler aux spectateurs. Nikos Aliagas, Patrice Carmouze, Virginie Efira, Valérie Damidot, Julien Doré, Bruce Toussaint, Gérard Dahan, Elodie Frégé, Leslie, Zoé Félix, les acteurs de *« Plus belle la vie »*, Liane Foly, Michal, Julien Courbet, Mickaël Jones, Matthieu Gonet, Julie Zenatti, Yvan Le Bolloc'h, Christophe Hondelatte, Phil Barney… Un *« pêle-mêle »* de générosité, de tendresse, d'humour, de gaîté. Ils sont si nombreux que j'en oublie ! Dans cette ambiance de folie, un seul mot *« magique »*.

Le concert touche à sa fin, Nicolas Rossignol appelle tous les enfants malades, invités-stars de l'association, à rejoindre sur scène, les Anges Gardiens, en compagnie des Polos Roses, bénévoles de TLMC. Tous reprennent, en chœur, une dernière chanson. Vision magnifique de force et d'espoir ! Une *« explosion de vie »* !

Oui, tout le monde chante contre le cancer, à Villefranche-de-Rouergue, sous le regard des étoiles.

Les spectateurs rentrent chez eux le cœur débordant d'allégresse. Seuls restent présents les enfants-stars et leurs familles. Nous terminons la soirée dans les loges de nos Anges Gardiens. Nous saurons que ce n'était pas le fruit de notre imaginaire, de nos désirs. Le carnet rempli d'autographes, les photos dédicacées, seront la marque visible de ces soirées. Nos mémoires garderont le souvenir de ces instants de partages, de rires.

Nulle trace de fatigue sur les visages, seule la joie est présente dans les yeux des petits et des grands. Pourtant, il n'est pas loin de 3 heures du matin... Il est temps d'aller se coucher et se laisser emporter par de nouveaux rêves ! Demain, d'autres surprises nous attendent.

Nôa profite au maximum de cette deuxième journée, aussi riche et belle, que la première. Cependant, nous ne nous attarderons pas le soir. Demain, il faudra réveiller Nôa à 6 heures, (départ en VSL à Toulouse très tôt pour la séance de dialyse).

Ce week-end exceptionnel scellera le début d'une longue histoire d'amitié entre l'association et notre famille. Vous le découvrirez au fil de cette lecture.

Merci du fond du cœur de nous avoir donné de l'élan pour reprendre notre quotidien rythmé par, les journées à l'Hôpital des Enfants pour les dialyses, les bilans de contrôle, les rendez-vous avec les médecins pour Nôa et Nathalie et pour moi, les journées de travail.

Chapitre 19 :
Notre famille : nos amis

Notre nouvelle vie s'organise peu à peu. Rien ne peut être comme avant, mais nous voulons offrir à Nôa une enfance faite de jeux, de rires. Une enfance qui ressemble à celle de tous les enfants. Avec Nathalie, nous installons dans le jardin une balançoire avec un toboggan. Plus loin, sous le noyer, que nous apercevons de la baie vitrée du salon, nous construisons une petite cabane. Une cabane pour un enfant c'est important. Nôa pourra y inviter le plaisir du jeu. Cet endroit, bien à elle, sera, un terrain d'aventure, qu'elle explorera au travers de son imaginaire.

Il fait chaud, c'est l'été ! Nôa profite du bon air de la campagne. Cet air dont elle a été privée durant ces longs mois d'hospitalisation. Ses joues reprennent des couleurs. Nous saisissons, chaque instant, pour vivre pleinement le bonheur d'être là, tous les trois, entourés de la famille, des amis.

Nôa a retrouvé Benjamin. Enfants uniques, tous les deux, Ils se considèrent comme frère et sœur. Il est vrai qu'ils se connaissent depuis toujours.

Nathalie et moi-même avons tissé des liens de *« famille de cœur »* très forts avec ses parents, Sandrine et Frédéric. Nous avions 12 ans lorsque j'ai fait la connaissance de Frédéric. Un peu plus tard, nous avons vécu, ensemble, la pension. L'éloignement de nos familles, la vie de groupe dans les dortoirs ont consolidé cette amitié. Très unis, nos jeunesses, rencontres amoureuses, mariages, naissances sont les plus belles pages de nos albums photos.

Les sept mois d'hospitalisation de Nôa ont laissé quelques pages de l'album photos vides. Ces semaines, ces mois, je les ai vécus comme un désert où nul compagnon de route, aussi proche de moi, soit-il, ne pouvait marcher à mes côtés sur le sol brûlant de la maladie. Mon besoin de silence, de solitude, m'a empêché de les voir, de donner des nouvelles durant tout ce temps.

Mais cette amitié est de celles qui sont fortes, indéfectibles, devant les tempêtes de la vie qui nous éloignent les uns des autres pour un temps et nous font nous retrouver ensuite.

Merci Sandrine, Frédéric pour votre réconfort apporté dans le silence, le respect et aujourd'hui l'écoute.

Notre complicité est restée intacte. Il suffit de voir nos enfants reprendre leurs jeux préférés, leurs fous rires, comme si rien ne s'était passé. Et nous à les regarder et de se dire : « *C'est beau la vie ! C'est beau l'amitié* » !

Le mois de juillet 2007 touche à sa fin. Nous ne l'avons pas vu passer… L'habitude s'est installée dans notre quotidien, à notre insu et nous facilite grandement nos tâches.

Août, le Centre de Dialyse de Toulouse ferme ses portes pour 15 jours, comme prévu.

C'est ainsi que nous préparons, avec un petit air de vacances, nos valises pour notre séjour, en terre montpelliéraine, chez nos amis Lauriane et Francis. Toute l'organisation médicale est en place pour que Nôa aille à ses séances de dialyse à l'hôpital Arnaud de Villeneuve situé à une heure de route.

Nous allons faire en sorte de profiter nous aussi de ce temps, même si en chargeant les valises je me dis que l'on ne peut parler de vraies vacances. Tous les deux jours, la dialyse occupera les matinées entières, dès 8 heures et durant 4 heures.

Pourtant…

Arrivés dans le « *Sud* », Francis, Lauriane et leurs enfants nous reçoivent très chaleureusement. Parce qu'ils ont, également, beaucoup appris au travers de la maladie d'un proche, ils n'ont nul besoin de poser des questions sur nos derniers mois. C'est les vacances ! Les bouteilles de rosé bien fraîches nous attendent, le muscat aussi ! Le « *Sud* » quoi ! Les tapas et le barbecue…

Que c'est bon votre amitié ! Que c'est bon la vie !

Le tube d'aspirine, posé sur la table, avait sa raison d'être... Je l'ai compris plus tard !

Le lendemain matin, le réveil est difficile mais l'aspirine a bien aidé. Pas de temps à perdre, le VSL nous attend.

Nous serons bien reçus au service de Néphrologie pourtant nous sommes sur la réserve. Nos repères sont à Toulouse. Ici, nous ne connaissons personne.

L'équipe médicale qui va s'occuper de Nôa, durant les jours à venir, se présente, puis nous sommes, ensuite, conduits en salle de dialyse. L'organisation est bien différente et ce n'est qu'à la fin de la première séance que nous serons rassurés. Tout s'est bien passé !

« Cerise sur le gâteau », une jeune adolescente, suivie par le Professeur Decramer à Toulouse, est également en dialyse ici tous les deux jours. Les soignants prévoient désormais de les installer dans des lits contigus. Elles se connaissent bien et pourront ainsi partager discussions, rires qui atténueront la rigueur et l'ennui de ces quatre heures de soins en *« terre inconnue »*.

Les levers de grand matin, la chaleur suffocante de cet été bien installé, fatiguent énormément Nôa. Les jours *« sans dialyse »*, nous récupérons à l'ombre et dans la fraîcheur du salon de nos amis. La climatisation a du bon ! Puis, lorsque la fin d'après-midi arrive et que le soleil se fait moins violent, nous rejoignons nos amis et leurs enfants, sur la terrasse qui borde la piscine, avec une seule envie, nous baigner.

Nôa n'a de cesse de sauter dans la piscine et s'éclater avec ses petits copains. Là aussi, il va nous falloir apprendre à apprivoiser nos craintes et trouver les bons gestes. Il faut savoir que les dialyses passent par un cathéter central qui reste posé, en permanence, sous la clavicule droite de Nôa. Un petit tube en plastique qu'il faut protéger, impérativement, de tout risque infectieux. C'est chose faite ! Pour qu'il ne se mouille pas, une petite poche nous a été remise par le service de Néphrologie

Nous pouvons, tous ensemble, profiter de longues baignades qui nous plongent dans l'insouciance et la joie de vivre.

Nous récupérons...

Ces *« tranches de vie »* avec nos amis, *« notre famille du Sud »* nous les vivons à fond, presque goulûment. Croquons la vie à pleines dents quand elle offre ses meilleurs fruits ! Nous nous disons souvent cela avec Nathalie ! Une revanche sur ce destin qui nous a fait si mal ou tout simplement une prise de conscience ? Il y a *« un avant et un après »*.

Nos vacances touchent à leur fin...

Pour préparer le retour à la maison, dans l'Aveyron, nous avons besoin d'une journée *« pause »*. Se retrouver tous les trois, ensemble à savourer une journée de plage dans l'intimité de nos regards croisés, avec pour seules distractions les châteaux de sable faits avec Nôa et quelques éclaboussures d'eau salée sous l'empreinte de nos pas. Quel apaisement !

Nous sommes prêts à rentrer...

Il nous reste à remercier tout le personnel soignant et les médecins du service de Néphrologie de l'Hôpital Arnaud de Villeneuve pour leur accueil. Nous nous connaissons mieux maintenant et la confiance s'est installée au fil des jours. Tout s'est bien passé ! Nous avions eu tellement d'appréhensions...

Dernières embrassades, remerciements à nos amis du *« Sud »*. Clef au contact, un dernier regard dans le rétroviseur et nous filons, nos sacs à dos remplis de bons souvenirs et expériences, vers de nouveaux jours, les jours meilleurs, nous y croyons !

Chapitre 20 :
Cheminement vers la transplantation

Mi-août, profitant de ce temps de vacances d'été, quelques amies de Nôa viennent partager des distractions à la maison. Les conversations ne manquent pas de s'orienter vers la rentrée scolaire qui approche à grands pas. Les yeux de notre princesse se voilent de tristesse. Pas de rentrée scolaire avec ses amies à l'école du village, notre fille sait qu'elle devra reprendre les cours, avec Annie lors des dialyses à Toulouse. Que faire ?

Dans ce quotidien retrouvé, ils nous arrivent de nous essouffler. Les allers retours sur Toulouse, ces dialyses qui sont la survie de notre enfant, les surveillances liées aux prises de médicaments, la gestion des menus… Pourrons-nous offrir un jour autre chose à Nôa ?

Lors d'une consultation de contrôle, assis face au Professeur Decramer, nous posons sur son bureau toutes nos fatigues. Son regard est attentif et ne marque aucune surprise. Il sait combien elle est difficile à vivre cette dépendance d'une machine et de la lourde gestion qui l'accompagne. Il nous comprend ! Comme cela fait du bien ! En tant que parents, on a tellement souvent, le sentiment de ne pas être à la hauteur…

C'est alors qu'il nous parle de la greffe rénale. Attention, il ne s'agit pas de guérison totale car un rejet peut arriver à tout moment. La greffe a pour but d'améliorer le confort de vie des patients dialysés. Là, dans ce bureau, ce que nous comprenons en premier, c'est que nous n'aurons plus jamais une vie ordinaire. Le mot « *fin* » ne s'écrira jamais sur la maladie de Nôa.

Il faut nous ressaisir et écouter les explications du Professeur Decramer. Quand elle est possible, la greffe du rein est le meilleur traitement de l'insuffisance rénale chronique. Elle permet le plus souvent de restituer toutes les fonctions rénales et aussi, rajouter à une meilleure qualité de vie une espérance de vie plus longue.

En matière de greffe, deux possibilités : la greffe rénale à partir d'un donneur vivant appartenant de façon générale au cercle familial ou la greffe à partir d'un prélèvement de rein sur un donneur décédé.

« Donner un rein à son enfant, c'est un acte dicté par l'amour ». Le processus qui mène au prélèvement du rein (néphrectomie) est très long. Les démarches sont rigoureuses. Elles appellent, en premier lieu, une réflexion du donneur mais aussi de son entourage. Le législateur a travaillé à doubler cet acte d'amour d'un acte réfléchi. Cela prend du temps.

Ce qui explique, qu'en ce mois d'août, alors qu'aucune urgence médicale de transplantation pour Nôa ne s'impose, mais devant une nouvelle étape à franchir, le Professeur Decramer nous parle longuement du *« don de rein du vivant »*.

Pour Nathalie et moi, aucune hésitation. Tout naturellement, nous nous portons, tous deux, volontaires pour ce don, espoir d'une vie meilleure pour notre fille unique. Le Professeur Decramer, accompagné de Christelle, infirmière et coordinatrice des maladies rénales, nous donnent toutes les informations nécessaires concernant cette procédure et les formalités exigées.

Le Professeur Decramer nous détaille tous les risques liés à l'intervention chirurgicale, ceux de tout acte chirurgical et nous précise que sur le long terme, les complications restent minimes. On peut très bien vivre avec un seul rein.

Le donneur potentiel sera soumis à toute une série d'examens médicaux, radiologiques, biologiques, à la fois pour mesurer le risque chirurgical, la fonctionnalité de chaque rein, le pourcentage de compatibilité avec le receveur, l'absence de maladies transmissibles. Des entretiens avec des psychologues sont également obligatoires pour une évaluation psychologique.

Viendra ensuite, pour le candidat au don retenu, suivant l'analyse des différents paramètres évoqués, une convocation devant le président du

Tribunal de Grande Instance qui consignera le consentement libre de toute pression et pris en toute connaissance de cause.

Il faudra également passer devant un *« Comité donneur vivant pour le don de rein »*. C'est celui-ci qui décidera de valider ou pas la candidature.

Ces formalités sont bien longues et fastidieuses mais nous en avons compris le sens qui est d'apporter le maximum de sécurité et de protéger de toute pression familiale, sociale, financière, psychologique.

Après validation par le *« Comité d'honneur vivant pour le don de rein »*, l'équipe médico-chirurgicale qui suit le patient-donneur va pouvoir fixer la date d'intervention. La durée d'hospitalisation post-opératoire est courte et fonction de la technique opératoire choisie. Après sa sortie, le donneur bénéficiera d'un suivi médical obligatoire. Il faut savoir qu'aucun frais ne sera à la charge du donneur.

Avec Nathalie, nous avons écouté avec une extrême attention, car là est notre choix ! Notre décision est prise !

Le Professeur Decramer et Christelle évoquent ensuite la greffe à partir d'un donneur décédé.

Toutes ces informations données, nous reprenons la route de Villefranche-de-Rouergue. Nous sommes impatients de partager ces nouvelles, lueurs d'espoir, avec nos familles respectives. Etre *« donneur de notre vivant »* c'est notre choix de Maman, Papa de Nôa. N'est-ce pas naturel de vouloir aider son enfant ? Seule une incompatibilité nous stopperait dans cette démarche. Ma sœur, Lydie, se porte également volontaire.

Nathalie sera *« donneur de son vivant »* pour Nôa. C'est une décision, prise conjointement, par rapport à mes impératifs professionnels.

Ainsi, les grandes vacances se terminent avec pour horizon un nouveau jour qui sera un pas de plus pour nous trois. L'espoir d'un quotidien de vie plus confortable. Pour Nôa, ne plus aller tous les deux jours sur Toulouse pour les dialyses, pouvoir reprendre le chemin de l'école…

Dans la douceur de cette fin du mois d'août, cette perspective éclaire nos vies d'un rayon d'optimisme qui nous portera jour après jour, forts des souvenirs de cet été partagé avec nos familles, amis, Anges Gardiens de TLMC. Merci d'avoir été là après ces 7 mois d'hospitalisation. Vous nous avez fait un bien fou !

Septembre ouvre le chapitre de la reprise. Le passage de Nôa en classe de CE1 est validé. Elle reprend ses cours durant les séances de dialyses à Toulouse. Une immense joie pour elle de retrouver Annie, sa maîtresse. Pour moi, c'est la reprise du travail.

Chapitre 21 :
Retour à l'hôpital

Après l'été, l'automne, tantôt sec, tantôt pluvieux, imprévisible. Il en sera ainsi pour nous aussi. Tout va pour le mieux puis, soudain, une soirée de septembre, alors que nous avions invité nos voisins à dîner, Nôa est prise de vomissements et d'une violente gêne respiratoire. Appel au 18 et dans l'attente des secours, il nous faut maîtriser notre panique de parents pour ne pas rajouter à l'angoisse de notre fille et trouver les moyens de la calmer.

Il ne se passe pas 15 minutes avant de voir les pompiers arriver, accompagnés d'un médecin du SAMU. Au vu de l'urgence, Nôa est, sur le champ, transportée à l'hôpital de Villefranche-de-Rouergue. La maison en désordre, nos esprits tout autant, dans une main les clefs pour verrouiller notre foyer, dans l'autre les clefs de la voiture : *« contact »* nous suivons le véhicule des pompiers.

La prise en charge est immédiate aux urgences. Médecins et infirmières s'affairent autour de notre enfant. Le diagnostic, rapidement posé, nous laisse *« à terre »*. Nôa souffre d'un œdème aigu du poumon. Plus clairement pour nous, ses poumons sont inondés de liquide. Le tableau clinique et les constantes vitales qui se dégradent imposent un transfert sur l'Hôpital des Enfants de Toulouse.

LE SMUR pédiatrique du CHU de Toulouse est dépêché sur place en hélicoptère. Après les premiers soins spécifiques, Nôa est transportée à bord de l'hélicoptère, sa maman l'accompagne, direction le service de Réanimation Pédiatrique à Toulouse. Il leur faudra 20 minutes de vol.

Je suis incapable de conduire. Ma sœur et un ami vont m'y emmener. Presque deux heures de trajet, une éternité… Mon souffle est court, l'angoisse m'oppresse. La peur viscérale, tapie au fond de moi, a resurgi, me plaque contre le siège, un étau enserre ma gorge, je suffoque. Je reste obsédé, tout au long du trajet, par l'image de Nôa *« inanimée »*, parce que sédatée avant son installation dans l'hélicoptère. Je n'arrive pas à lutter contre cette impression de la perdre. Pourtant, nous avons déjà vécu cet endormissement…

Quel drame Nathalie vit-elle en ce moment ? Que va-t-il arriver à notre enfant, notre bébé ? Horrible cauchemar ? Non ! Je suis là devant l'entrée de la Réanimation que nous connaissons déjà si bien. Je rejoins la salle de dialogue, Nathalie est là. Retour en arrière ? Mentalement, nous marchons dans les empreintes profondes de ce 18 décembre 2006, nos pas d'aujourd'hui, 10 mois après, s'enfoncent dans les marais de l'anxiété, stress, peurs, angoisses…

Avons-nous attendu des heures ? Certainement ! Le temps s'est figé devant ce nouveau drame dont nous ne connaissons pas les issues. Nous ne trouvons nul repos dans cet espace où pourtant tout a été fait pour que tout parent, en attente d'informations sur la santé de son enfant, puisse se poser. Tout au plus, nos tensions, nos courbatures, sont confortablement installées sur le canapé.

La porte s'ouvre, heurtant le fil de nos pensées et laissant la place au Professeur Decramer et Céline, l'infirmière. Très rapidement, je me souviens que c'est eux aussi qui étaient venus à notre rencontre, en cette *« journée fatidique »* de décembre 2006.

Le Professeur Decramer nous fait part des décisions prises par l'équipe médicale pour traiter cet œdème aigu du poumon. Ce que nous en retenons, c'est un traitement diurétique associé à celui pour hypertension et à court terme, un traitement pour insuffisance cardiaque. Les mots sont là aussi pour nous donner confiance. Monsieur Decramer et Céline y veillent tout particulièrement.

Comment est-ce possible ? Nous avions passé une belle journée. La soirée s'annonçait joyeuse avec nos invités, faite de jeux pour Nôa et ses deux petits amis et… En une fraction de seconde, tout bascule ! Pouvons-nous, humains, apprendre et intégrer cette dimension, à rationaliser ? Il ne me semble pas et cela fait la violence du choc et l'incompréhension qui nous habite ce soir. Nous passerons la nuit, en salle d'attente,

Nathalie, Lydie, l'ami présent et moi-même, éveillés, perdus, guettant la moindre nouvelle.

C'est ainsi que le petit matin nous trouvera avec un nouveau jour à gérer. Il faut que l'un de nous deux, parents, rentre à Vaihourles, prépare une valise avec vêtements et affaires nécessaires, car dans la précipitation nous n'avions rien pris. Ce sera moi. Nathalie reste auprès de Nôa.

Un baiser, à la fois doux et douloureux, à Nôa, sédatée et intubée. Je serre Nathalie dans mes bras fortement et l'embrasse. C'est notre façon d'unir nos forces ! Lydie me ramène à la maison.

Méthodiquement, je prépare, trousses de toilette, choix de vêtements pour parer aux froidures de l'automne. La famille s'occupera des animaux. Pas le temps de m'attarder, je file vers Toulouse, vers l'Hôpital des Enfants, vers Nathalie, vers Nôa.

Pour l'instant, la sédation est maintenue et les séances de dialyses sont prévues en Réanimation.

La cadre de service prend contact avec la Maison des Parents afin de réserver une chambre pour nous. C'est possible, une chambre est disponible. Un souci de moins !

En parallèle, je téléphone à mon employeur. Je lui explique l'urgence de la situation et le besoin d'un congé pour rester auprès de mon enfant et mon épouse. Notre échange est court mais chargé d'encouragement de sa part.

Nous restons au chevet de Nôa, guettant le mieux. C'est au troisième jour d'un lourd traitement que l'équipe médicale, après lecture de bons bilans, décide de l'extubation. Nous retenons notre souffle ! Ouf ! Nôa reprend spontanément une respiration normale. Bonne nouvelle qui nous envoie en service de Néphrologie.

Nous restons dans ce service une dizaine de jours au bout desquels, nous pouvons rentrer tous les trois chez nous.

Tous les deux jours, direction Toulouse pour les dialyses, les bilans de contrôle. Le VSL prend en charge Nôa et Nathalie pour ces transports. Rien de changé de ce côté-là. Nous reprenons notre routine !

Le temps de répit sera de courte durée avant qu'une nouvelle complication impose des décisions à l'équipe médicale. Les derniers bilans signalent une hypertension artérielle rénovasculaire. Nôa devra désormais être dialysée, tous les jours, 7j/7. Une nouvelle admission à l'Hôpital des Enfants de Toulouse est prononcée. Cette fois-ci, je ne puis m'absenter de mon travail. Nathalie restera au chevet de Nôa.

Nos préoccupations sont constantes et vont aller en s'aggravant. Face à une tension artérielle rénovasculaire toujours présente, le Professeur Decramer décide de réaliser l'ablation du rein gauche. La néphrectomie est programmée.

Je suis à mon travail, miné par le souci de laisser seules ma fille et mon épouse face à ce quotidien fait de tensions, de stress. Terrible ce sentiment de ne pas être là où je devrais être, pour soutenir Nôa et aider Nathalie.

Pourquoi, ne puis-je pas jouer mon rôle de père et de mari auprès d'elles ? D'autant plus que Nathalie, entame toutes les démarches administratives et médicales pour être *« donneur de son vivant »*. Et Nôa ? Loin de ses jeux, ses amis, ses animaux, à nouveau avec pour seul horizon une chambre d'hôpital, soumise au quotidien des bilans, examens médicaux… Heureusement Annie, vient chaque jour, à son chevet, pour les enseignements scolaires. Vous avez maintenu le fil de nos vies !

Octobre 2007, l'équipe médico-chirurgicale de greffe qui prend en charge Nôa porte définitivement l'indication d'une greffe de rein. C'est alors que Nôa est officiellement inscrite sur la liste nationale d'attente d'une greffe d'organe qui est gérée par l'Agence de biomédecine.

Nous avons hâte que la candidature de Nathalie au don d'un rein pour notre fille soit validée. Toute autre possibilité est occultée de nos esprits. Notre concentration est totalement fixée sur ce but.

Seule, Nathalie va devoir franchir chaque étape. Sa détermination n'a d'égale que son courage. Les rendez-vous avec le Professeur Rischmann, coordonnateur du Département d'urologie, andrologie et transplantation rénale, ceux pour le bilan médical après multiples prélèvements, radios, les entretiens avec des psychologues constituent le deuxième palier de ce parcours.

Le premier était toute l'information communiquée par le Professeur Decramer et Christelle. Si j'étais présent pour l'information, maintenant mon travail me tient éloigné de Toulouse, du lundi au vendredi. Je n'ai pas d'autre choix. Je ne peux pas épauler mon épouse dans toutes ces démarches.

Je ressasse toujours les mêmes pensées ! Combien de mouvements d'impatience, de colère même devant un système qui ne comprend pas l'importance pour une maman, un papa, de rester ensemble, d'être soudés devant toutes ces épreuves. Combien je me suis senti, mis de côté, coupable... A nouveau la révolte m'envahit !

Chapitre 22 :
Du rêve à la réalité

Faisant fi de toutes ces épreuves, nous avançons grâce à l'amour de et pour notre enfant. Les encouragements viennent d'un sourire, d'une attention, de surprises…

Et quelle surprise, ce jour d'octobre où le téléphone de Nathalie sonne. Tiens, c'est l'association *« Rêves »* du département de Haute-Garonne. Elle croit rêver, vraiment ! L'une de leurs bénévoles lui annonce que nous sommes invités, en famille, à un spectacle à la Halle aux grains. Jamel Debbouze est en tournée avec son *« Comédy Club »* et dans quelques jours, Toulouse l'accueillera. A la fin de la soirée nous rencontrerons, personnellement, Jamel Debbouze.

Nath s'empresse de me téléphoner pour me partager cette merveilleuse nouvelle qui a mis un air de fête dans cette chambre d'hôpital. J'entends la joie de Nôa, celle de sa maman, alors moi aussi j'ai le cœur en fête !

Alors là ! Trop forte l'association *« Rêves »* ! C'était une promesse faite à Nôa que nous vous avions partagée, il y a quelques mois. Merci ! Nous allons reprendre du souffle pour notre marche en avant !

Ces rêves sont importants. Ils sont là, devant nous, presque comme des objectifs. Ils nous aident à nous surpasser, à dominer la maladie par l'énergie que leurs réalisations nous procurent.

Les journées à l'hôpital deviennent moins contraignantes, habillées de l'impatience joyeuse de cette soirée où Nôa sera tout simplement, une fan devant son artiste pour le grand plaisir de sa maman. Les impératifs professionnels ne me permettront pas d'être avec mes deux amours, ce soir-là, à la Halle aux grains, mais leur plaisir devient le mien. Mes journées de travail sont un peu moins mornes.

Le jour *« J »* est arrivé ! Mes princesses sont prêtes. Elles me racontent au téléphone leurs préparatifs. Elles guettent l'arrivée de la bénévole de l'association qui les conduira à cette soirée. J'entends leur bonheur, je suis heureux ! Jusqu'au bout de cette attente, Nathalie me fera partager leur excitation. Les voilà arrivées devant l'entrée de la « *Halle* ». Merci Nathalie pour ton amour pour moi qui me tient présent à vos côtés par tes appels téléphoniques !

Mes pensées sont auprès d'elles tout au long de la soirée. J'imagine l'ambiance de la salle, les fous rires qui volent en éclats et brisent pour quelques heures la bulle inhospitalière de la maladie. Pour un soir, Nôa et Nathalie trouvent dans ce rêve réalisé, non pas une consolation ou un refuge mais un « *espace de respiration libératoire* ». Loin d'elles, je vis de leur joie.

Elles me raconteront tout en détail et plus encore.

La fin du spectacle les conduit vers une silhouette bien familière car tant de fois vue à la télévision. Nôa est interdite ! Oui, oui, c'est bien lui ! L'émotion rend les pas plus hésitants, les regards intimidés, mais Jamel se dirige vers elles avec un immense sourire rempli d'une tendresse infinie. Spontanément, il les embrasse, invite Nathalie à s'asseoir à côté de lui et prend tout naturellement Nôa sur ses genoux. Il sait les mettre à l'aise. La discussion s'engage sur le ton de la confidence. Jamel est très attentif à Nôa. L'affection s'est invitée à cette rencontre.

Je découvrirai cela sur les photos prises qui restent des souvenirs précieux.

Merci association « *Rêves* » ! Nathalie et Nôa, revenues dans leur chambre d'hôpital dormiront, bercées de doux songes !

Merci aux équipes hospitalières pédiatriques de savoir l'importance de ces évasions, de les favoriser et de les autoriser dès lors qu'elles sont possibles.

Je vais me prendre au jeu de la « *machine à rêves* ». Je sais que dans la série « *H* » il y a Catherine Benguigui. Alors, par l'intermédiaire d'un réseau social, je prends contact avec elle. Très attentive à la lecture de mon message et pour répondre à ma sollicitation, elle adresse le lendemain même un courrier à l'attention de Nôa. Intriguée par cette lettre, Nôa l'ouvre et découvre une photo de tous les artistes de la série apposée de la signature de Catherine Benguigui et d'un *« petit mot »* plein de gentillesse et d'encouragement. La monotonie du moment est rompue et le sourire de notre fille emplit la chambre.

C'est presque une habitude maintenant... Il m'arrive d'échanger quelques mots avec cette artiste via les réseaux sociaux. Ses messages sont toujours chargés d'une bonne énergie. Merci Catherine pour tous ces mots qui nous touchent énormément. Peut-être aurons-nous la chance un jour de te rencontrer ? Je l'espère vivement. Un rêve de plus...

Chapitre 23 :
La greffe

Les jours filent vers le mois de novembre 2007. Nathalie entame son 3ème mois de démarches pour la qualification de *« donneur de son vivant »*. La convocation au Tribunal de Grande Instance de Rodez est arrivée. C'est l'ultime rendez-vous qui permettra de statuer sur la conformité à la loi de ce don d'organe. Nathalie s'y rend en compagnie de Nôa.

Devant le Président du T.G.I de Rodez, assisté de son greffier, Nathalie exprime sa volonté de faire don d'un rein à Nôa, notre fille unique et affirme que ce choix est libre de toute contrainte. Le magistrat, par ses questions, vérifie la juste compréhension de la portée de cet acte. Nathalie précise qu'elle a été, au préalable, informée par l'équipe médico-chirurgicale de greffe des risques encourus et des possibles conséquences.

Le président du tribunal lui rappelle, qu'à tout moment, elle peut revenir sur sa décision et cela, sous toute forme.

Instant solennel les paraphes et signatures, par le président du tribunal, Nathalie et le greffier, sur le document administratif qui valide sa qualité de *« donneur de son vivant »* et l'officialise. Instant d'émotion et de soulagement pour Nathalie, elle va pouvoir sauver la vie de sa fille.

Ce bonheur, nous le partageons au téléphone. Un immense espoir nous lie, tous les trois. C'est dans ce contexte, plus apaisé qu'elles repartent sur Toulouse, à l'Hôpital des Enfants.

Nous ne sommes plus spectateurs, nous sommes acteurs d'un changement de vie pour notre fille. Nous n'avons qu'une hâte, Nathalie et moi, connaître la date de la transplantation.

Il se passe encore, deux ou trois semaines, faites d'un quotidien toujours aussi routinier. Nathalie et Nôa à l'hôpital et moi au travail. Juste les week-ends nous réunissent. Je dis *« routinier »* car le changement nous l'attendons du côté de la greffe. Chaque jour, nous espérons une date.

Cette attente nourrit notre hâte qui va grandissant et parallèlement l'appréhension de savoir si l'organisme de Nôa va tolérer, accepter le rein de sa maman. Nous trépignons !

Enfin, le Professeur Decramer nous annonce la date : le 3 décembre prochain.

Notre soulagement, l'excitation, le sentiment d'être sur les derniers mètres d'un long marathon nous portent vers la victoire, nous n'en doutons plus. Une aventure humaine où le don de soi est le dénominateur commun. Don que nous faisons parents, don de Nôa qui nous fait entièrement confiance, mais aussi don d'une équipe médico-chirurgicale sans qui rien ne serait possible.

Le Professeur Decramer a vécu avec nous chacun des évènements survenus depuis ce 16 décembre 2006, les craintes, les espoirs, les interrogations... Aujourd'hui, nous préparons ensemble, ce renouveau pour notre enfant, sa patiente, son *« petit papillon »*... Nos destins sont liés !

Nous sommes à quelques jours de l'intervention chirurgicale. Pour être au plus près de Nathalie et Nôa, je m'arrête de travailler. L'impatience de vivre ce jour qui sera le cadeau d'une nouvelle vie pour notre enfant ôte, maintenant, en nous toute peur.

Nathalie est confiante et forte devant le bloc opératoire qui l'attend. Pour moi, c'est très différent. Je vais être là à attendre, seul, devant l'entrée interdite d'un bloc. Lequel ? Nathalie et Nôa seront opérées presque simultanément et dans deux hôpitaux différents. Je suis désemparé. Où être ?

Le 3 décembre arrive à grands pas. L'équipe médicale de greffe procède aux derniers bilans de contrôle pour vérifier qu'à l'instant *« T »* le rein de Nathalie offre les meilleures conditions requises pour assurer le plein succès de la greffe.

Ces mois de procédures, de démarches, d'entretiens médicaux, de bilans... sont loin derrière nous. Nathalie a obtenu la qualité de *« donneur de son vivant »*, nous sommes prêts !

La rigueur de l'équipe médico-chirurgicale est exemplaire. Quelques examens complémentaires pour Nathalie nous confortent sur la garantie de réussite de notre *« don de vie »*.

Nous sommes loin de penser, ni même d'imaginer qu'il puisse en être autrement. Pourtant...

Le Professeur Decramer est là, devant nous. Il va nous falloir apprendre une nouvelle leçon de vie. Elle n'est pas si nouvelle que ça cette leçon ! Je dirai qu'il faut toujours un nouvel apprentissage !

Le médecin nous explique que bien que l'état de santé de Nathalie soit très bon, que les tests de compatibilité soient excellents, la transplantation ne pourra pas se faire. Nous sommes abasourdis ! On ne comprend pas l'incompréhensible !

Le Professeur rajoute que les derniers examens de contrôle pratiqués ont mis en évidence un problème artériel sur les reins de Nathalie. Cela compromet, à la fois, la réussite de la greffe mais aussi la bonne santé de Nathalie. Deux indicateurs majeurs pour annuler cette transplantation.

Comprendre et apprendre que tout peut s'arrêter en un instant ! On ne s'y fera jamais ! Nous ne comprenons plus rien et nous nous effondrons !

Les larmes de Nathalie disent plus qu'un sentiment d'échec, de déception. Elles expriment une grande culpabilité qui se réduit à cette pensée :

« A cause de moi, l'intervention ne peut se faire ».

Comment la consoler ? Avec beaucoup de peine, je tente de le faire.

Et puis, il va falloir l'annoncer à Nôa, ce qui équivaut à lui dire que son hospitalisation va être prolongée et que chaque jour, elle sera dialysée... Tout cela n'aura jamais de fin !

Le Professeur Decramer nous accompagne auprès de Nôa. Avec des mots simples, il lui dit que sa maman ne peut pas lui donner un rein mais que cela ne remet pas en cause cette greffe. Il faudra trouver un autre donneur.

Je rebondis sur ces paroles assurant Nôa que je lui donnerai un rein si je suis compatible. Le Professeur Decramer l'entend aussi et c'est avec une extrême rapidité que tous les rendez-vous sont pris dans le cadre du bilan médical défini dans la loi. La procédure est longue, il ne faut pas perdre de temps.

Ce temps que Nathalie a le sentiment d'avoir perdu, parce qu'il n'a pas été profitable à Nôa et sur lequel plane toujours sa culpabilité. Elle souffre terriblement de cette situation Comment trouver les mots pour l'apaiser ? Je lui parle d'un espoir qui demeure puisque dans cette nouvelle épreuve, il y a une solution envisageable, moi. Envisageable, car cette fois-ci, nous resterons prudents quant à l'issue du don de mon rein. Il ne suffit pas de vouloir, il faut aussi pouvoir.

Le destin, le nôtre, nous ne le maîtrisons pas. Tout au plus, nous oscillons entre désespérances et espérances. Nous venons de le comprendre. La vie nous donne une nouvelle leçon.

Les résultats des premiers examens médicaux sont encourageants. Le groupage HLA montre une bonne compatibilité, ce qui entrouvre, pour Nath et moi, la porte sur l'espoir que cela sera possible. *« Entrouvre »*, désormais, nous modérons notre enthousiasme.

Le but à atteindre nous relève, chaque jour un peu plus. Nous reprenons courage. Nous sommes le 9 décembre 2007, il faudra bien des semaines, bien d'autres bilans, entretiens avant d'arriver devant le président du tribunal d'instance de Rodez. Nous tiendrons bon ! Nous verrons la sortie du tunnel !

Nous sommes le 10 décembre. Noâ est en salle de dialyse. Après son cours avec Annie, sa maîtresse, elle s'est endormie. Nathalie profite de son sommeil pour aller faire quelques courses au centre commercial. Quant à moi, je suis parti de bon matin à l'hôpital Rangueil pour continuer les tests pour le don de rein.

Le Professeur Decramer n'arrive pas à nous joindre au téléphone. Après plusieurs tentatives d'appel, il réussit à contacter Nathalie et lui demande de regagner au plus vite l'hôpital. Il est auprès de Nôa. Une extraordinaire et belle nouvelle nous attend ! Il ne se passera pas plus de dix minutes avant que mon épouse soit dans le service.

Qui aurait pu imaginer ce qui va être dit ? Surtout pas nous parents ! Un rein, en cadeau, est là, don d'une personne et de sa famille.

Mon épouse aura du mal à me contacter car je suis en salle d'examens, sans mon portable. Mais l'importance de cet évènement justifie la persévérance. Finalement, un infirmier du service m'apporte le téléphone. Au bout du fil, sa voix tremble mais les mots sont lâchés avec précipitation :

— Le Professeur Decramer vient de m'appeler. Un rein est là pour Nôa. La compatibilité paraît bonne. Pourtant il te conseille de continuer, tout de même, les tests.

Je suis en état de sidération. L'infirmier reprend le combiné et moi je mets un point final à l'examen médical en cours. Non, là je ne peux pas continuer ! Je dois rentrer immédiatement à l'hôpital des Enfants.

Très vite je suis à Purpan. Le Professeur Decramer, Nathalie et Nôa, sont là et m'accueillent avec de très larges sourires.

Il nous faut comprendre ce qui se passe, si soudainement. Nous questionnons le médecin. Qui ? Comment ? Pourquoi ?

Depuis la veille, une personne se trouve en état de mort encéphalique, un état irréversible. Le prélèvement d'organe est autorisé. Les examens et tests déjà pratiqués indiquent une compatibilité avec Nôa. Il faut maintenant s'assurer qu'elle est dans les meilleures conditions possible pour recevoir cette greffe.

Une course contre la montre est engagée. Commence maintenant pour notre fille toute une série de bilans sanguins et autres, radios, échographies. Nous y passerons une grande partie de l'après-midi. Ce véritable marathon se terminera par la visite de l'anesthésiste.

C'est un peu plus tard que le Professeur Decramer revient nous informer que tous les paramètres sont favorables à cette transplantation. Elle aura lieu demain matin, de très bonne heure.

Après l'effervescence des dernières heures, l'euphorie de cette nouvelle, nous sommes là, maintenant tous les trois, dans la chambre de Nôa. Il nous faut la préparer à cette nouvelle étape. Nous sommes embarrassés. Comment la préparer alors que nous-mêmes n'avions jamais réfléchi à la possibilité pour notre fille d'un don de rein d'une personne décédée. Nous donnerions notre vie pour notre fille. La greffe intrafamiliale était la seule évidence.

Nous mettons notre inquiétude au second plan et avec beaucoup d'amour, de tendresse, de *« je t'aime »* nous calmons un peu ses peurs liées à l'intervention. Nôa a déjà subi plusieurs chirurgies mais celle-ci est particulière. Nous lui rappelons que la greffe permet d'entrevoir la fin des dialyses. C'est un peu tardivement qu'elle s'endormira, entourée de nos bras. Nous resterons éveillés à son chevet.

Après la nuit, nous voyons les premières lueurs du jour, un jour nouveau, le 11 décembre 2007.

Très tôt, les infirmières entrent dans la chambre pour la préparer et lui administrer la prémédication. Comme nous l'avons toujours fait, nous participons aux soins pour la sécuriser par notre présence, nos gestes.

Les brancardiers pénètrent dans la chambre. L'angoisse serre nos gorges. Nos pulsations cardiaques s'accélèrent. L'air manque ! Courage ! Nous avons l'habitude de ce couloir qui défile sous nos pas. Nous savons qu'un panneau *« entrée interdite »* va bientôt nous séparer de notre enfant. Derniers baisers, derniers câlins, les portes se referment sur nous.

Que faut-il faire ? Rester là pendant des heures à attendre ? Impossible !

Nathalie ne cesse de s'asseoir, se relever. Elle a besoin de sortir de l'hôpital et de marcher, marcher et libérer ainsi un trop-plein d'énergie négative.

Moi, je vais m'enfermer dans mon refuge, notre chambre à la Maison des Parents. Des mots s'entrechoquent dans ma tête : *« personne décédée »*, *« mort clinique »*, *« don d'organe »*. Tous ces mots me ramènent, 13 ans en arrière, lorsque dans un hôpital toulousain, suite à un accident de voiture, une amie très chère, Anne, a rejoint les étoiles. Elle avait tout juste 16 ans, *« ma petite étoile »*. Un fracas de tôles et des êtres chers disparaissent. Très jeune, j'ai découvert la souffrance de la séparation de ceux que l'on aime. Ce jour-là, j'ai compris aussi ce que voulait dire la générosité d'un don d'organes.

Aujourd'hui aussi, il y a une famille qui pleure un être cher. Un enfant ? Un père ? Une mère ? Un époux ? Une épouse ? Un frère ? Une sœur ? Nous ne le saurons jamais. La loi l'interdit. Pourtant, en ce jour du 11 décembre 2007, la fatalité nous réunit.

Je sais, qu'à l'issue de la transplantation, Nôa va pouvoir retrouver une vie quasi-normale. Mais ce soir, puis-je m'en réjouir ? Le prix fort, c'est la mort d'un être humain. Je pense à l'instant, où avec l'accord des siens, les médecins ont débranché le respirateur artificiel qui maintenait une vie qui ne l'était plus déjà. Je pense à la générosité, l'humanisme, l'amour, qui ont conduit à ce don.

Des pensées morbides s'impriment en force avec le souvenir d'une conversation avec le Professeur Decramer, lorsqu'il avait évoqué les deux *« sources »* de don d'organe : *« Donneur de son vivant »* ou *« Donneur cadavérique »*. Ainsi le mentionne la loi.

Nous n'avions retenu qu'une seule possibilité : *« Donneur de son vivant »*. Nous avions tellement voulu, par amour, donner un rein à notre fille que toute notre attention était concentrée sur cet objectif. Nous n'avions jamais réfléchi que cela pouvait être autrement.

Sur le ring de la vie, ce soir, tous ces questionnements sont des uppercuts qui me mettent à terre. Je suis KO ! Il aurait fallu se préparer à ce don si difficile à recevoir.

Mais peut-on se préparer à ce que la mort préserve la vie ?

La cruauté de cette destinée, me ramène à nos propres vies et à la prise de conscience de l'essence même de la vie, de l'importance que l'on doit lui donner…

La musique est un exutoire pour mes sentiments. Mozart, Chopin, ce soir, j'ai besoin de leur présence. J'ai invité aussi, si je puis dire, Samuel Barber, compositeur de musique classique et opéra. Depuis mon plus jeune âge, son œuvre *« Adagio for strings »* m'est familière. La beauté de ce morceau, la douceur de cette musique me transportent et m'aident à libérer mes émotions.

Je suis toujours allongé sur mon lit, à la Maison des Parents. Paradoxalement, tristesse et joie ont trouvé place, côte à côte, dans mon esprit. Tristesse ressentie pour cette belle personne qui, par le don d'organe, permet à la vie de gagner sur la mort. Joie de savoir que l'espoir est permis pour Nôa.

Espoir, que cette lourde intervention se passe bien. Espoir que le corps de Nôa tolère bien le greffon, son nouveau rein. Qu'elle puisse retrouver sa vie *« d'avant »*. Celle où elle pouvait aller à l'école, jouer avec ses camarades. A l'instant précis, il ne peut en être autrement.

Je pense à Nathalie qui marche à la rencontre de ce destin qu'elle n'a pas voulu. Je sais combien ce jour est pénible pour elle. Donner son rein, c'était offrir une deuxième naissance à sa fille. Elle a besoin d'isolement pour vivre sa peine, son désarroi. Tout a été si vite !

Quelle complexité la vie ! Un inextricable labyrinthe dont je ne trouve la sortie, source de réconfort, que dans une phrase prononcée par le Professeur Decramer :

— Dans cette douloureuse épreuve, ce don pour lequel vous ne vous étiez pas préparé est une véritable chance pour l'avenir de Nôa.

En effet Nathalie et moi savons qu'une greffe a une durée de vie limitée. Elle ne permet pas une guérison. Devant le rejet de greffe qui est inévitable, Nôa aura besoin de nous. Nous serons la chance de notre enfant. Il faudra beaucoup de temps à Nathalie pour accepter et digérer ce mot *« chance »*.

Le temps conduit nos destins.

Après une interminable attente, nos téléphones respectifs sonnent. Une infirmière du bloc opératoire nous rassure sur l'état de santé de Nôa. L'intervention est terminée. Elle est maintenant en salle de réanimation. Nous pouvons aller la voir. Je retrouve Nathalie dans le SAS de la réanimation. Nous sommes dans les bras l'un de l'autre pour une longue étreinte remplie de force. Notre longue marche solitaire de ce matin se termine, là.

Notre impatience d'être auprès de notre fille est freinée par le cérémonial bien connu d'enfilage d'une tenue stérile, du masque. Important de ne pas compromettre la réussite de cette transplantation. Les principales complications viennent des infections.

Nous sommes prêts !

D'un pas pressé, mais *« la boule au ventre »*, nous nous dirigeons vers la chambre désignée par l'infirmière. Nous sommes là, tous les trois, dans l'intimité de cet endroit clos, que nos destinées ont fait nôtre. Nôa dort paisiblement, entourée d'une multitude de pousse seringues. Au sol, près du lit, sont posés des pots reliés aux sondes gastriques et urinaires. Mon regard se porte plus longuement sur le pot collecteur rattaché à la sonde urinaire. Il n'est pas vide ! Un liquide rougeâtre s'écoule du tube collecteur. Les premières urines !

Nathalie et moi, nous pleurons. De ces larmes, nous pourrons dire toute la joie qu'elles nous procurent. Des larmes de victoire ! Le nouveau rein fonctionne. Nous revivons aussi !

C'est un peu plus tard, que le Professeur Decramer vient dans la chambre avec un immense sourire. Méthodiquement, il nous commente le déroulé de l'intervention chirurgicale. Dans un premier temps, le chirurgien a retiré le second rein atrophié, puis ensuite, a procédé à la greffe. Le greffon, (le rein) a répondu immédiatement, une fois déclampé, les premières urines se sont écoulées.

Dans cette conversation, un encouragement supplémentaire, le professeur nous promet que ce Noël 2007, nous serons *« chez nous »*, dans l'Aveyron. Oui, il s'agit bien d'une victoire, ce 11 décembre 2007 !

Ce jour, cette date, nous nous en souviendrons toute notre vie. Comme une deuxième naissance pour Nôa, notre fille. Pour nous, parents, c'est un nouveau départ, un nouveau sens donné à nos vies.

La fatigue n'a pas raison de nos corps et esprits éveillés depuis plus de trente heures. Nous savourons pleinement ces heures de renaissance tout en sachant qu'un rejet de greffe est toujours possible dans les premiers jours, semaines à venir. Mais nous voulons vivre pleinement la réussite d'aujourd'hui.

C'est tardivement que Nathalie, épuisée, ira prendre un peu de repos et dormir à la Maison des Parents. Pour moi c'est différent. Ces mois de soucis pour la santé de notre fille, mon isolement, loin d'elle, de mon épouse, font que j'ai perdu le sommeil. Mon souhait, c'est de continuer à être là, auprès de Nôa, cette nuit.

Les heures de visites sont strictement réglementées. Il me faudrait partir. Pourtant, l'équipe soignante présente, comprend ma demande de dérogation et avec beaucoup de compréhension, de compassion, m'accorde de pouvoir rester à titre exceptionnel.

Des heures paisibles où le bruit des machines n'arriveront pas à troubler le calme de cette nuit. Mon regard va de ma fille à ces pots collecteurs d'urines. Ils sont pour moi sujet de fascination car ils témoignent de la réussite de la greffe et plus que ça, sont la promesse d'une meilleure vie pour Nôa. Ils se remplissent très rapidement, me semble-t-il et progressivement l'urine change de couleur. D'un rouge vif elle devient rosée puis limpide.

Comment vous dire combien je suis heureux. Lorsque son enfant a été privé de ces fonctions qui paraissent si banales dans nos vies de tous les jours, elles valent de l'or lorsqu'elles sont rétablies. Le banal peut être exceptionnel et mérite que nous en soyons conscients. Une nouvelle leçon de vie pour moi !

La nuit est bien avancée lorsque notre enfant commence à ouvrir les yeux. D'abord furtivement, juste le temps de pouvoir lui dire que tout va bien et que je l'aime. Puis les effets de l'anesthésie se dissipent, ses grands yeux ouverts m'interpellent. Je lui explique que l'intervention c'est très bien passée. Qu'il faut juste qu'elle se repose, maintenant.

Quelques heures encore de sommeil tranquille pour ma princesse et soudain, elle se réveille en sursaut :

— Papa, papa, j'ai envie de faire pipi !

— Oui Nôa, tu ne rêves pas ! Tu as une sonde urinaire et le pipi s'écoule dans des grands pots.

Je sais bien qu'il est important de ne pas créer d'agitation, que Nôa doit récupérer calmement mais durant un bref instant, je me penche vers elle, la serre dans mes bras et mes baisers sont l'empreinte de tout l'amour que je lui porte. Mes *« je t'aime »* ont la même saveur que ceux prononcés à sa naissance. La félicitée de cette *« renaissance »*, nous la devons à cette belle personne, sa famille et leur don d'amour. Larmes de joie et de reconnaissance s'entremêlent silencieusement sur mes joues.

Nôa s'est rendormie, pas moi. De très bonne heure, Nathalie nous rejoint. Son attention se porte, immédiatement sur ces *« fameux »* pots remplis de ce liquide si précieux. Cette fois-ci, nous nous serrons fort dans les bras l'un de l'autre pour célébrer cette victoire. Oui, Nôa est sauvée !

Un peu plus tard, le Professeur Decramer vient à notre rencontre. Les deux dernières nuits ont dû être courtes pour lui aussi. Le travail que font ces équipes est formidable. Les nouvelles qu'il nous donne sont fort rassurantes. Nôa récupère bien et la fonction urinaire totalement rétablie, preuve, les pots remplis qu'il désigne du doigt.

Il nous explique maintenant comment va se passer la post-greffe. Un lourd traitement qui comporte une vingtaine de médicaments va lui être administré durant plusieurs mois, à heures fixes et quotidiennement. Durant cette hospitalisation, les infirmières se chargent de ce protocole médicamenteux. Lorsque nous rentrerons à la maison, nous prendrons le relais. Nous serons formés pour cela car il sera important de respecter le protocole à la lettre.

En ce début de traitement, les doses de certains médicaments sont plus importantes. Le professeur nous parle des effets secondaires indésirables qui peuvent survenir. Ils sont nombreux et variables suivant les individus. Je cite ici, prise de poids, gonflement des gencives, développement excessif du système pileux (pas simple pour une fille). Nôa n'échappera à aucun de ces effets dans les semaines à venir. Pas le choix !

Après quelques jours en réanimation et de bilans favorables au transfert, c'est le passage au service de l'Unité Protégée. Nous n'aimons pas du tout cette unité de soins où l'on se sent coupé de tout, prisonnier d'un règlement très strict. Pourtant, nous comprenons bien cette nécessité pour préserver Nôa, car ses défenses immunitaires sont très amoindries et toute infection pourrait avoir une incidence grave sur le greffon. Il faut accepter cet isolement. Courage, nous allons y arriver !

Tout doucement, notre fille reprend des forces. Devant la très bonne réactivité de son nouveau rein, l'équipe médicale nous informe qu'il n'est plus question de dialyse. Nous avons encore du mal à réaliser tous trois que nous n'aurons plus à venir tous les deux jours sur Toulouse et vivre ces longues séances dans cette *« salle des machines »*.

Nous avançons dans ce mois de décembre, la sonde urinaire a été enlevée. Avec succès, Nôa fait pipi, toute seule. Avec précaution, nous l'aidons à se lever, à aller aux toilettes. Nous sommes le 16 décembre 2007. Un an, jour pour jour, qu'elle ne pouvait plus uriner.

Durant cette année passée, nous avons appris ce qui ne s'apprend pas à l'école. Nous avons appris la vie, au travers des doutes, des peurs, mais surtout de notre enfant, par son courage, sa volonté de vivre, son combat. Appris de cette personne, sa famille, que de la mort peut renaître la vie.

Douze jours se sont écoulés depuis la greffe. Tous les bilans urinaires et sanguins sont bons. Nulle infection n'est venue ralentir notre marche. Le séjour en Unité Protégée s'est bien passé.

Chapitre 24 :
Premier Noël à la maison

Nous sommes le 23 décembre 2007 au matin. Le Professeur Decramer accompagné de son équipe, donne le *« feu vert »* pour un retour chez nous. Je me souviens de sa promesse. C'est vrai, nous passerons notre premier Noël dans notre nouvelle maison !

Avant de partir, le Professeur Decramer et Christelle, en charge de la consultation des transplantés, nous donnent une multitude de recommandations que nous allons devoir suivre point par point. La surveillance et la gestion des médicaments nous sont devenues familières. Une dernière vérification de la compréhension du protocole. Tout est bien enregistré.

Nous pouvons regagner notre Aveyron, notre maison. Cette fois-ci sans appréhension, le croirez-vous ? Avec, pour seule préoccupation, la décoration du sapin qui veillera jusqu'au 25 sur les cadeaux destinés à Nôa. Joyeuse effervescence ! Pour nous parents, le cadeau a été fait en avance par notre bel ange-gardien. Il est là, avec nous dans la voiture.

Durant ce voyage de retour, nous expliquons à notre fille l'un des premiers impératifs posés par le médecin. Aucun contact avec des animaux, car ils peuvent être porteurs de maladies et les lui transmettre. Pour le temps nécessaire, nous les installerons confortablement dans le garage. Puis, lorsque cela sera possible, ils reviendront dans la maison. Nous voyons bien la tristesse qui assombrit, soudainement, le visage de Nôa. Nous ne pouvons faire autrement. Il faudra être patients et se saisir de toutes les autres petites joies qui nous attendent.

Un dernier virage à droite, une allée et nous voici arrivés. Nous déchargeons la voiture, rangeons nos affaires et je repars seul faire les courses pour ce merveilleux Noël. Nathalie et Nôa ne connaîtront pas cette année l'agitation des magasins, les rayons chargés de jouets, toute cette atmosphère enfiévrée des fêtes qui se préparent. Durant ces mois d'hiver, il faut éviter tous les centres commerciaux, les lieux publics, qui restent des foyers de contamination. Alors nous partageons les tâches. A moi les courses, à Nathalie et Nôa la décoration du sapin.

J'ai plaisir à faire les achats, choisir quelques attentions, enfin, de quoi fêter dignement ce retour en Aveyron, ce premier Noël que nous passerons, tous les trois ensemble, dans notre nouvelle maison. Tous les trois, car nous avons bien retenu que les groupes peuvent favoriser la propagation de virus et autres. De plus, Nôa a besoin de beaucoup de repos. Alors nous avons prévenu nos familles respectives que ce Noël 2007 nous verra, juste Nathalie, Nôa et moi, autour de la cheminée et près du sapin si joliment décoré.

Ce 24 décembre, tout en préparant le repas, je bois un peu plus d'apéritif, pendant le repas, un peu plus de vin, qu'à l'accoutumée. Je me sens particulièrement bien, détendu. Une douce ivresse m'envahit, un peu l'alcool certainement, mais surtout le sentiment d'être débarrassé de cette vilaine année passée. Une parenthèse libératoire qui n'altère en rien le sens des responsabilités qui nous incombent.

Durant le repas, nous allumons une bougie, en hommage à notre ange-gardien et sa famille. Sans les connaître, ce soir, ils font partie de notre famille. Notre pensée est aussi auprès d'eux, chargée de compassion, en ce Noël où il manque à leur table un être cher.

La vie prend et donne... Quelle injustice !

Chapitre 25 :
La renaissance

Les vacances d'hiver touchent à leur fin. Le printemps ? Il est loin encore tout comme le retour à l'école pour Nôa. Cela ne pourra pas être envisagé avant trois mois. Nous discutons ensemble de la possibilité de *« l'école à la maison »*. Permettre ainsi à Nôa, d'avoir un rythme scolaire, comme tous les enfants, de casser la monotonie des semaines occupées uniquement par les allers retours sur Toulouse pour les bilans de post-greffe.

Nathalie et moi cherchons des solutions. Nous prenons contact avec le S.A.P.A.D. (Service d'Accompagnement Pédagogique à Domicile). Après avoir effectué toutes les démarches administratives, une institutrice s'est gentiment proposée de dispenser les cours à Nôa. Claudie ne nous est pas inconnue. Elle a été la maîtresse de notre fille en moyenne section de maternelle. Nôa est ravie. Elle aimait beaucoup Claudie.

Merci Claudie !

Après ses journées de travail, Claudie passe, une dizaine d'heures par semaine auprès de Nôa, à lui enseigner le programme du CE1. Durant sa présence, nous nous effaçons afin de les laisser travailler, tranquillement, dans cette relation enseignant/élève. A la fin du cours, Claudie et Nathalie font une synthèse des enseignements afin que mon épouse puisse suivre les devoirs de Nôa.

Nathalie a plusieurs *« casquettes »*. Maman, maîtresse en complément de Claudie. Elle est aussi la copine de notre enfant durant ces mois où il faut éviter tout contact avec l'extérieur. Infirmière, car elle veille à la prise des médicaments plusieurs fois par jours, les contrôles de glycémie, injections d'insuline…

Trois semaines sont passées depuis la greffe. Nôa va très bien. La fonction rénale est normale et stable. Un seul point nous embête. Son taux de glycémie a largement augmenté, effet secondaire des traitements antirejet et de la corticothérapie. Le Professeur Decramer, vu en consultation, prescrit une augmentation des doses d'insuline pour contrecarrer cette hyperglycémie.

Au vu des bilans, il explique à Nathalie qu'il est maintenant envisageable d'enlever le cathéter d'hémodialyse. Pour cela, Nôa va devoir être rehospitalisée car ce geste chirurgical se fait sous anesthésie générale. Quelle bonne nouvelle ! Pour une fois, nous ne sommes pas effrayés, mais bien au contraire réjouis, par cette nouvelle étape. Il faut savoir que par ce cathéter passaient les dialyses. L'ôter équivaut à dire : *« Une page se tourne »* ! Un pas de plus !

L'hospitalisation sera de courte durée et nous voici de retour chez nous, soulagés. Libérés aussi d'un poids, car la disparition de ce *« tuyau »* signifie la fin des longues heures en salle de dialyses... Je dirais aussi qu'il restait une sentinelle visible de la maladie de Nôa. Ce cathéter enlevé est un déclic pour nous parents.

La greffe ne guérit pas l'atteinte rénale chronique, nous le savons. Elle est un traitement de la maladie qui autorise une grande amélioration du quotidien puisqu'elle se substitue à la dialyse. En contrepartie et pour garantir son succès, un traitement immunosuppresseur est prescrit à vie. Alors, nous allons devoir apprendre à vivre *« quasi normalement »* avec les contrôles de glycémie, les médicaments. Un nouveau pas à franchir !

Comment faire ? Regarder tout le temps sa montre pour ne pas rater l'heure des médicaments ? Vérifier qu'à telle heure c'est tel médicament et pas un autre ? Non il faut trouver mieux ! Nathalie et moi trouvons rapidement une solution.

Les portables font partie du quotidien de chacun aussi c'est dans nos téléphones portables que nous programmons des alarmes pour chaque prise de médicaments. Une alarme personnalisée pour chaque médicament. Les jours passent, c'est un système qui fonctionne bien, que nous intégrons comme une habitude, un réflexe.

Nôa s'investit énormément dans son travail scolaire à la maison. Elle aime apprendre et s'applique dans ses devoirs. Mais au fil des semaines qui passent, la solitude forcée pèse sur son moral et génère l'ennui. Nous sommes également attristés. Que faire ? Tenir ! Nous devons absolument suivre les recommandations médicales.

Janvier, février, Mars, les jours ont rallongé. Les bilans médicaux sont bons. Le printemps inscrit sur le calendrier marque aussi sur nos agendas la fin de l'isolement. Nôa peut retourner à l'école, retrouver ses camarades de classe.

Pour diverses raisons, nous serons amenés à la changer d'école mais rien ne peut entamer sa joie.

En tant que parents, nos craintes sont multiples. Une nouvelle bataille à mener pour nous deux.

Le traitement d'immunosuppresseurs a des répercussions sur le physique de notre fille. Nos yeux d'adultes, mais aussi nos expériences professionnelles nous font craindre les regards des enfants, leurs remarques. Il n'en sera rien. Nous sommes soulagés.

L'arrivée dans cette nouvelle école, en classe de CE1, est soigneusement préparée par l'équipe pédagogique. Pour répondre à toutes nos préoccupations de parents face au chemin que Nôa vient de parcourir et obligations liées à sa maladie, un P.A.I. (Projet d'Accueil Individualisé) est rapidement mis en place. Après concertation entre le médecin scolaire, l'équipe médicale qui suit Nôa à l'Hôpital des Enfants de Toulouse, nous-mêmes et la direction de l'école.

Faisant suite, sur un document sont inscrites les modalités de prise en charge, en tenant compte des éléments médicaux qui nécessitent une attention et des gestes précis. Un rapport très détaillé qui indique, qu'en cas d'urgence, Nôa doit être immédiatement transférée sur Toulouse.

Il est difficile pour nous parents de franchir ce pas de *« séparation »* avec notre fille. Le P.A.I. nous y aide.

Un autre élément nous réconforte. Nathalie a repris son travail à la mairie de Villefranche-de-Rouergue. Elle a pris ses fonctions sur le même site scolaire où se trouve l'école primaire qui accueille notre enfant. Nous savons qu'en cas d'urgence, elle peut très vite être auprès de Nôa.

Nous sommes en fin de deuxième trimestre scolaire 2007, lorsque Nôa fait *« sa rentrée »*. Que d'émotions pour nous ! Toujours ce mélange de positif et négatif ! Peut-être y a-t-il là une leçon ?

Pour notre fille, tout est différent. Elle est heureuse de, retourner à l'école, revoir sa salle de classe, la cour de récréation. Loin d'elle tout le vécu lié à la maladie ! Comme si rien ne s'était passé ! Nôa, joie de vivre, nous entraîne à sa suite !

Sur le plan scolaire, malgré cette absence de plus d'une année, grâce au travail de *« l'Ecole à l'hôpital »* et *« l'Ecole à la maison »*, Nôa n'éprouve aucune difficulté particulière. Merci Annie et Claudie de vous être portées volontaires pour l'enseignement des enfants malades.

Nôa est une très bonne élève et elle redouble d'efforts pour être parmi les premières. Elle fait fi du lourd traitement, de la fatigue et des nombreuses consultations à Toulouse pour son suivi. Elle ne lâche rien. La force de sa volonté, sa ténacité, sont une grande leçon pour nous parents et nos familles respectives.

La transplantation rénale a marqué un tournant dans notre vie.

En France, les greffes rénales sont en augmentation mais la pénurie de greffons impacte cruellement la vie des patients en attente de greffe et induit une liste d'attente de plus en plus longue.

Les reins prélevés sur les donneurs décédés sont la principale source de greffons. Ils restent cependant insuffisants. Le don à partir de donneur vivant, infiniment moindre, est en augmentation mais reste très modeste.

Nous avons posé beaucoup de questions aux équipes médicales. Nous nous sommes beaucoup documentés. Nous nous sommes sentis tellement concernés parce que touchés dans notre propre famille.

Fin juin, Nôa nous annonce fièrement son passage en CE2 ! C'est aussi le temps des spectacles de fin d'année.

Chapitre 26 :
La Maison des Parents

A la Maison des Parents de Toulouse c'est aussi la préparation d'une fête. Comme dans toute maison, il y a des traditions qui perdurent depuis son ouverture en 2005 : la fête de l'été, la fête de Noël, le Loto.

Dans ce *« foyer »* qui fut le nôtre pendant de nombreux mois, nous y avons des attaches. Aussi, lorsque nous recevons des invitations pour ces journées de divertissement, c'est toujours avec grand plaisir que nous y allons. C'est revenir à Toulouse pour autre chose que les bilans médicaux… C'est retrouver des parents qui ont été des compagnons de route… C'est voir tous les enfants grandir… C'est partager nos réussites avec l'équipe.

Nous n'oublierons jamais l'accompagnement et le soutien que nous y avons trouvé. En ces lieux, sont inscrites des pages douloureuses mais aussi d'apaisement et d'espoir. Les bons souvenirs nous sont importants. Ils sont un *« marchepied »* pour gravir les pentes escarpées…

Juste pour vous partager quelques-uns de ces rendez-vous festifs.

Par un beau dimanche de juin 2012, c'est la fête de l'été. A notre arrivée, nous sommes impressionnés par le nombre de familles qui s'y trouvent déjà. Tant de visages connus ! Nous nous saluons, nous nous embrassons et nos échanges disent combien nous sommes heureux de voir les enfants se porter du mieux possible.

Des absents… Certains parents préfèrent *« tourner la page »*. Je sais aussi que d'autres ont vécu de grands drames et leur peine les empêche de revenir. Nos pensées reviennent vers eux.

Michel REGLAT, alors président de l'association Dessine-moi une Maison souhaite la bienvenue à chaque famille. La simplicité de son accueil fait chaud au cœur. On sent bien, dans son discours toute sa générosité et l'intérêt qu'il a pour nous tous.

Le président des Parents de la Maison (association créée en 2006 par des parents qui y ont séjourné) invite les participants à aller chercher auprès des bénévoles, toujours aussi attentionnées, un charmant et gourmand panier pique-nique.

Direction le parc de la maison de retraite, mis gracieusement à disposition, à cinq minutes à pied.

Des groupes se forment, s'installent sous les grands arbres. Qui a apporté sa table de camping, qui s'installe sur une couverture, qui reste debout, mais tous se rejoignent ensuite autour d'un magnifique buffet préparé par les bénévoles et offert par les partenaires. Un régal pour les yeux et bientôt pour les palais. La *« Dream Team »*, en place depuis 2006 aussi, dès la première fête de l'été, s'active autour du barbecue et l'odeur des grillades nous met en appétit.

Il fait chaud ! Boissons, fruits, desserts sont restés bien au frais dans le petit camion frigorifique. Tout est pensé. Quelle organisation !

Nous nous régalons de tous ces mets et terminons par un bon café. Qui fera la sieste ? Personne.

Les membres de l'association *« Les Parents de la Maison »* animent les stands. Un énorme toboggan gonflable nous attend pour d'hasardeuses acrobaties qui déclencheront de formidables fous rires. Un babyfoot géant gonflable, dit humain, car nous ne serons pas aux manettes mais en action sur le terrain. Cette fois, nous faisons équipe entre parents pour le plaisir uniquement. Pour les plus jeunes, des voitures à pédales, à conduire à vitesse réduite, mais sans permis... De multiples animations, mises à disposition gratuitement par une société partenaire. Certains jeux prennent l'allure de challenge, mais tout le monde sera gagnant !

Pour une fois, la barbe à papa sera rose et fera le délice sucré des petits mais aussi des plus grands.

Nous étions plus de 200 à partager cette journée faite uniquement d'amitié et de détente. Des rires aux larmes qui effacent toute trace de ces larmes de chagrin versées dans les périodes incertaines de la maladie de notre enfant. Cette maladie qui est le fil rouge de nos histoires à l'Hôpital des Enfants et à la Maison des Parents.

Au fil de nos conversations ou dans le silence des cœurs, l'émotion est présente et se nourrit de la joie de cette fête. Profiter, c'est la seule préoccupation de l'instant présent. A l'école de la Vie, je m'aperçois que nous avons tous compris cela.

Merci aux Partenaires qui permettent ces journées de convivialité. Merci à tous les bénévoles. Merci à l'équipe de la Maison des Parents.

Merci de prendre si bien soin de nous. !

Nous nous quittons bien fatigués, mais d'une saine fatigue, celle qui nous fera bien dormir ce soir. Après bien des embrassades, nous nous séparons en espérant nous retrouver à la fête de Noël.

Noël ! Un véritable conte vécu. Nous guettons presque le facteur en novembre. L'invitation est déjà un pas vers la magie. 7 fêtes de Noël, en témoigne la photo que nous prenons, chaque année, de Nôa en compagnie de Vincent Clerc. Ces photos, il m'arrive de les aligner et de voir ainsi, la marque du temps qui passe. C'est un instant de tendresse pour notre fille qui grandit si bien, de reconnaissance pour la disponibilité et la gentillesse du parrain de la Maison des Parents.

Ce dimanche de réjouissances, organisé un peu avant Noël, est empreint de la pensée féerique de cette période. Chaque année, une décoration différente et recherchée, mais toujours le magnifique traîneau du Père Noël (fabriqué et offert par un parent) entouré des cadeaux destinés à tous les enfants.

De multiples réjouissances nous attendent tout au long de cette journée. Les partenaires ont répondu présent à l'appel de Michel Réglat. Pour tromper l'impatience de la venue du Père Noël, un délicieux repas nous est offert, à chaque fois. Il y a beaucoup d'animation. Les enfants aussi sont contents de se retrouver et jouent ensemble. Chacun ici se sent en sécurité.

Tic-tac, tic-tac, l'heure tourne, l'arrivée du Père Noël est annoncée. Un personnage impressionnant avec sabots aux pieds et un énorme bâton sur lequel il appuie sa marche. Une tradition qui date du premier noël en 2005. Vincent Clerc, accompagné de journalistes sportifs, ont tous coiffé un bonnet de Noël. Ils sont les lutins d'un jour ! Merci !!!

Qui est intimidé, impressionné, ravi ! Mais tous prendront place à côté du Père Noël et des lutins pour recevoir un magnifique cadeau et avoir une photo souvenir !

Lorsque nous pensons à rentrer, la nuit commence à assombrir le jour. Sous l'auvent de l'entrée de la Maison des Parents, une guirlande lumineuse étoilée éclaire nos pas.

Au revoir, belle et chaleureuse *« maison »*. Nous espérons pouvoir revenir pour le Loto, en mars ou début avril. C'est le troisième grand rendez-vous pour des anciennes familles. Dans l'Aveyron, on dit le *« Quine »*.

Les partenaires se mobilisent pour offrir de nombreux lots. C'est incroyable cette rangée de lots, tous plus beaux les uns que les autres qui attendent les vainqueurs des quines, cartons pleins...

Je ne suis pas un fervent des jeux de hasard et pendant cette après-midi récréative, ma plus grande distraction est de jouer les *« perturbateurs »* auprès de ceux qui m'entourent et de les troubler dans le marquage de leurs cartons. C'est un *« rôle »* qui me va très bien, mes anciens professeurs le confirmeraient.

Beaucoup plus concentré est Vincent Clerc qui m'impressionne toujours par l'attention qu'il porte à tous. Il passera à chaque table, saluera et prendra le temps de quelques paroles pour chacun. Grand international de rugby, il occupe le poste d'ailier au Stade Toulousain et a connu plus de 65 sélections en équipe de France (au moment où j'écris ces lignes). Sa simplicité est la marque des « *grands* ».

Les premières parties sont jouées uniquement par les enfants. Il faut les voir attentifs, le nez sur leur carton. Vincent Clerc aide les plus petits à marquer. Nous y avons vu aussi d'autres grands sportifs.

Il est « *un pilier* » de cette maison. Depuis son ouverture, il n'a eu de cesse d'aider Michel Réglat, président de l'association gestionnaire, à trouver des partenaires et parrainer des manifestations pour la faire connaître.

Nous l'avons souvent croisé et ses mots sont toujours d'un grand réconfort. Si Michel Réglat est le président de « *Dessine-moi une Maison* », Vincent Clerc en est « *Le Petit Prince* ».

Dès lors que son emploi du temps le lui permet, il répond toujours présent, tout comme ce jour d'avril 2010.

La tournée de l'Opéra Rock de Mozart est un immense succès en France. Dans le cadre d'une émission « *Stars sur son 31* », Vincent Clerc reçoit à la Maison des Parents, Mikelangelo Loconte et Florent Mothe, têtes d'affiche de cette comédie musicale.

Nous faisons partie des invités. Sur la route qui nous mène à Toulouse, Nôa et sa cousine Tiffanie chantent en boucle les chansons phares de ce spectacle. pas besoin d'autoradio pour nous distraire ! Benoît, fils d'amis est avec nous. Fan inconditionnel du Stade Toulousain, il pourra rencontrer Vincent.

La marque de la Maison des Parents c'est la chaleur et le naturel de l'accueil. Michel Réglat, Vincent Clerc, les artistes sont là et nous embrassent comme de vieux amis. Quelques familles sont installées dans la salle-à-manger, revenues sur invitation de la directrice. Nous savons que nous allons passer une après-midi de rêve.

Vincent Clerc, Michel Réglat et la Directrice font les honneurs de cette belle et grande maison aux deux artistes. La visite se terminera dans la magnifique cuisine où nous les rejoindrons autour d'un café. Je songe tout à coup que cette cuisine est le lieu qui rassemble, l'endroit où les parents partagent leurs préoccupations, disent leurs peines, s'encouragent. Aujourd'hui, Florent et Mikelangelo sont au milieu de nous avec une attention pour chacun, un moment vrai, loin des paillettes. Ils sont touchés, émus. Nous le sommes aussi ! Nous avons tous oublié les caméras et les micros.

Je sens que quelque chose d'unique se prépare. Les artistes nous invitent à les suivre dans la salle-à-manger. A côté du piano, une guitare est posée.

Florent, à la guitare, Mikelangelo, un enfant sur ses genoux, nous offrent un mini-concert privé. Reprise des chansons de l'Opéra Rock de Mozart au TOP 5 depuis des semaines et autres morceaux. Les enfants reprennent les refrains, tapent dans les mains. Les étoiles brillent dans les yeux, éclats de vie. Je ne peux m'empêcher de penser que ces occasions de réjouissances peuvent avoir un effet thérapeutique sur la santé de nos petits malades. Ce qui est une certitude, c'est le bienfait immédiat sur le moral ! Et nous savons tous que si le moral est là, nous déplacerons des montagnes.

Quelques dernières notes au piano, quelques accords sur la guitare et c'est un joyeux empressement auprès des artistes pour des photos dédicacées, CD offerts et une énorme surprise. Nous sommes tous invités, ici présents, à les rejoindre au Zénith de Toulouse, dans quelques semaines pour le spectacle.

C'est d'ailleurs eux-mêmes qui nous accueilleront avec d'autres artistes dans un espace privé avant la représentation. Les beaux souvenirs supplantent les plus tristes... Il y en aura bien d'autres !

Ainsi mai 2011, la Maison des Parents nous propose d'assister aux répétitions du concert donné par Christophe Maé à Toulouse. Nôa, grande fan, trépigne de joie !

Nous savons bien que nos invitations sont uniquement pour les répétitions. Mais en bon aveyronnais prévoyant et toujours guidé par un 6e sens, intuitivement je prépare un sac à dos plein de provisions pour casser la croûte au cas où ? Vite ! Vite ! Enfin nous arrivons au Zénith et rejoignons Claudie et quelques familles déjà présentes.

Le partenaire de Dessine-moi une Maison, qui est l'incroyable instigateur de ces rencontres artistiques, nous accueille avec beaucoup de gentillesse et nous conduit dans la salle de concert où les répétitions ont commencé. Nous y retrouvons un membre du staff de Christophe. Nous voilà dans la fosse, au plus près des musiciens et du chanteur. Les enfants invités esquissent même quelques pas de danse.

Lors d'une pause, Christophe Maé descend de scène et se dirige vers nous. Il prendra du temps pour chaque enfant. De nouvelles photos et dédicaces se rajoutent à l'album de *« notre histoire à Toulouse »*.

Les musiciens reprennent leurs instruments. Avant de les rejoindre, Christophe nous souhaite un bon concert. Voyant nos étonnements, il s'adresse à son agent. Il n'y a plus de places assises mais nous pourrons rester dans la fosse. Quelle soirée ! Quelle ambiance ! Et mes sandwichs ont été les bienvenus ! N'hésitez jamais à faire confiance à votre 6e sens ! Dans la précipitation, je n'ai oublié que la bouteille de vin, mais j'avais pensé à l'essentiel, les bouteilles d'eau ! Oui, car il y avait une ambiance de feu parmi les 9000 fans !

Deux heures formidables de concert, Nôa sur mes épaules pour ne rien perdre. Nous sommes rentrés fourbus et heureux à Villefranche-de-Rouergue. Que c'était bon !

Les années ont passé, mais le plaisir reste toujours renouvelé de partager les jours de fêtes de cette *« maison »* en compagnie de Linda Faucon, actuelle directrice, Julien Caullier, actuel président et toutes les équipes et bénévoles.

Chapitre 27 :
Toujours présents à nos côtés

Je ne peux retenir mon envie de vous parler encore des galas de *« Tout Le Monde Chante contre le cancer »*. A huit mois de post-greffe, nous avons, une nouvelle fois, le plaisir d'être invités aux galas de début juillet.

De nouveaux Anges-Gardiens ont répondu à l'appel de Nicolas Rossignol. Francis Cabrel nous entraîne dans une ronde de plusieurs chansons. D'autres seront là aussi pour chanter contre le cancer. Michel Jonas, Anne Sophie Lapix, Shérifa Luna, Karine Ferri, Natacha Amal, Corinne Touzet, Armelle… et des visages déjà vus l'année dernière.

Il y aura d'autres galas, d'autres rencontres. Je ne peux refuser à Nôa de citer Shy'm et Tal. Chacune présente, lors de différents galas de TLMC. Les photos souvenirs dédicacées ont une belle place dans l'album.

Chaque final de ces soirées est une chanson pour la vie, où sur scène, les Anges Gardiens se mêlent aux enfants malades, stars d'un soir. Une belle palette colorée *« par les Polos Roses »* offerte aux spectateurs. Nôa se souvient très bien du final avec Tal :

« …C'est le temps qui court, court, change les plaisirs. Et le manque d'amour nous fait vieillir… »

Oui *« aimer »* c'est donner de la vigueur à la vie !

Que dire des balades en voitures sportives, en poney, en jet ski… Vous nous avez transportés hors des limites étroites et dures imposées par la maladie.

Vous nous étonnez à chaque fois !

Une tombola a été organisée. Claude Mouly, bénévole de TLMC, gagne un voyage pour le Maroc et avec la générosité qui le caractérise, nous l'offre pour que nous prenions une semaine de repos, loin de nos tracas quotidiens. Ce geste nous touche au plus profond de notre cœur. Nous expliquons à Claude que la santé de Nôa reste bien fragile et soumise à des contrôles très réguliers à Toulouse. On ne peut envisager de partir à l'étranger.

Mais Claude veut nous faire plaisir. Il reviendra vers nous avec le président de TLMC. Pour eux, tout problème a une solution. Claude et Nicolas Rossignol proposent à Nôa de réaliser l'un de ses rêves.

Des rêves, elle en a plein la tête, et du haut de ses 7 ans, fan inconditionnelle de la Star Académy, elle voudrait rencontrer Alice, une jeune candidate. Nicolas prend note et parce que la réalité est quelquefois plus belle que les rêves, ce rendez-vous parisien se prolongera par un week-end à Disneyland Paris. Un magicien au grand cœur ce président ! Un grand cœur aussi Claude !

Sur nos agendas, les dernières semaines de l'année 2008 sont signalées d'une croix, *« voyage à Paris »*. Le hasard, s'il existe, fait bien les choses. Le 11 décembre, nous fêterons les un an de greffe. C'est un anniversaire que nous marquerons chaque année. Cette date représente une nouvelle vie pour notre enfant. Avec Nathalie, nous n'aurions pas pu avoir une si grande libéralité. Quel magnifique présent fait par TLMC, tous frais compris. Je tiens à le dire ! C'est tellement énorme !

Ce jour de décembre 2008, c'est un bonheur tout neuf qui nous accompagne. Nous prenons, tous les trois, ensemble, l'avion pour la *« Capitale »* (c'est la première fois pour Nôa et moi). Le vol est de courte durée. A notre arrivée à Paris, un véritable jeu de pistes commence. Nous allons devoir trouver l'hôtel où nous allons séjourner. Un seul indice, nous savons qu'il se situe à quelques pas de la *« Dame de fer »*.

Dans cet immense aéroport, vers où aller ? Logiquement vers la sortie ! Mais encore ! Avec Nathalie, nous ne connaissons pas Paris. On se sent un peu perdu ! Nous nous dirigeons vers un panneau d'informations qui sera certainement la solution.

Comment trouver *« la Dame de fer »* ? C'est un peu chercher une *« aiguille dans une botte de foin »* ! Quel métro prendre ? Sur cette carte, des lignes de toutes les couleurs se croisent et s'entrecroisent. Des noms de stations, des numéros de lignes, il y en a tant. Nous scrutons longuement, si longuement ce plan, qu'un monsieur, qui a lui-même cherché et trouvé sa route, vient à notre secours. Nous sommes impressionnés par sa silhouette imposante, pas loin de 2 mètres pour 120, 130 kg.

Il nous interroge sur notre destination. Nous lui expliquons que nous devons nous rendre près de la Tour Eiffel mais que nous ne sommes pas de Paris. Son visage s'illumine d'un sourire. Je pense que notre joli accent du Sud-Ouest, qui est souvent la signature des vacances pour les parisiens, nous campe là comme les *« provinciaux »* montés à la *« Capitale »*.

Son sourire est engageant. Par chance, il doit se rendre à deux stations de la Tour Eiffel. Il nous suggère de le suivre. Je pense immédiatement à une phrase que tout parent prononce à son enfant, celle de ne jamais suivre un inconnu. Qu'importe, à mon âge, je ne suis plus un enfant et c'est avec grand plaisir que Nathalie, Nôa et moi nous nous laissons guider par ce monsieur à la démarche assurée par une canne.

Un immense escalator, de longs couloirs et nous arrivons sur le quai de la ligne de RER. Le trajet n'est pas très long, mais assez, pour que nous discutions avec lui. Comme cela est rassurant, lorsqu'on est perdu, de trouver quelqu'un d'aimable qui nous vienne en aide. Décidément l'homme ne peut se suffire à lui-même. Avant qu'il descende, nous le remercions très chaleureusement et gardons en tête ses dernières recommandations. *« Vous descendez dans deux stations, station Bir Hakeim »* !

« Tout Le Monde Chante contre le cancer » nous a réservé une nuit dans un hôtel choisi avec soin. Une architecture, une décoration de chambre très *« parisienne »*. Nous posons nos bagages ! Nous nous sentons bien ! C'est l'hiver, enroulés dans nos écharpes, nous sortons pour déjeuner. Mais avant tout, Nôa et moi, avons une impatience, aller saluer *« la Grande Dame »*. Nathalie l'a déjà rencontrée. Nous voici à *« ses pieds »*, stupéfaits par tant de grandeur ! Sa robe de dentelle noire se déploie en

corolle dans les jardins du Champ de Mars, sa taille est fine et élancée. Ses « *courtisans* » sont si nombreux qu'ils auront raison de notre intention de l'embrasser sur les joues... Nous ne voulons pas laisser Nôa trop longtemps dans le froid de décembre. La voir nous a émerveillés !

Après quelques achats souvenirs, un bon repas, il est temps de regagner l'hôtel pour nous préparer à assister à l'enregistrement de la demi-finale de la Star Académy.

Deuxième étape de notre jeu de piste, nous rendre aux studios de la Plaine saint Denis. Cela devient facile ! Nous sommes arrivés à destination ! Conquérants, nous sortons les précieux sésames qui nous permettent d'accéder à un monde qui est mystérieux. Un grand émoi nous envahit ! Nôa n'a jamais vécu un si grand évènement, Nathalie et moi, non plus d'ailleurs. Merci TLMC de savoir allumer ces étincelles en nous !

Un tapis rouge de sourires, de mots de bienvenue est déroulé devant nous jusqu'aux coulisses de l'enregistrement. Comme si nous avions traversé l'écran de télévision, nous sommes dans l'envers du décor de cette émission que Nôa suit quotidiennement.

Cette soirée du 12 décembre 2008, n'est pas une soirée comme les autres, ni pour nous trois, ni pour Alice et Gautier, demi-finalistes de la Star Ac' qui vont jouer là leur place en finale. Dans la salle, deux fans clubs s'opposent dans une ambiance bon enfant en distribuant des tee-shirts à l'effigie de leur « *préféré* ». Nôa soutient depuis le début Alice. Alors pas d'hésitation pour elle, elle enfile le tee-shirt sur lequel est floqué une très belle photo de la chanteuse.

L'émission se déroule en direct, en prime time sur TF1. Nous voilà guidés avec beaucoup de prévenance et d'explications jusqu'à nos places. Nous sommes prêts, tout comme le public, à mettre une ambiance de « *feu* » pour une soirée de folie. Nikos Aliagas entre en scène. Un bref décompte et c'est parti ! Le Direct, c'est une ambiance particulière, un cocktail de magie et de stress. Tout peut arriver, il faut maîtriser...

Quelle soirée offerte à nos yeux, nos oreilles ! Des chansons interprétées en solo, puis des duos d'Alice et Gautier avec des chanteurs reconnus comme Thomas Dutronc, Laura Posini, Lââm, Enrique Iglésias, Anggun. Nôa et Nathalie ont les yeux rivés sur la scène. Je pourrais m'esquiver, elles ne s'en rendraient même pas compte !

Je me laisse distraire par le ballet des caméras qui assurent les meilleurs plans pour les téléspectateurs. A la télévision, on voit le devant de la scène mais la réussite de la soirée est aussi la victoire de ceux qui travaillent dans l'ombre. Riche d'enseignement tout cela !

Au terme de trois heures de scène où les clameurs sont montées crescendo du public, Nôa n'étant pas la dernière à hurler : Alice ! Alice ! Après un suspense qui électrise la salle et étourdit les finalistes, Nikos annonce le nom du chanteur qui accédera à la finale. C'est ... Alice ! La joie explose, les confettis tourbillonnent... La magie a encore opéré pour Nôa !

Le public quitte la salle. La soirée est terminée. Pourtant, pour nous, il en sera différent. Nouvelle surprise ! Nicolas Rossignol et Lætitia Fourcade, agent en Communication et Relations Publiques nous rejoignent. Présentations faites, très vite mis à l'aise par la simplicité de Lætitia, nous allons visiter ce studio d'enregistrement. Nicolas nous raconte toute l'histoire de ce lieu qu'il connaît très bien. Ce temps nous le savourons comme un grand privilège. La visite se termine, nous allons rentrer chez nous.

Eh bien ! Détrompez-vous ! Nous voici engagés dans un nouveau jeu de piste, à travers un dédale de longs couloirs, d'interminables escaliers à monter qui nous mènent où ? Un peu la vie quoi ! Nous ne sommes pas seuls, Nicolas nous conduit ! Il nous arrive de croiser bien des personnalités connues au travers de la télévision. Nous sommes salués par les professeurs de la Star Ac' et c'est bien volontiers qu'ils se prêtent au jeu des photos dédicaces. Les élèves sont là aussi. Alice n'est pas très loin, Nicolas lui présente Nôa. Imaginez le bonheur de notre fille. Etre là, face à *« sa »* chanteuse, échangeant quelques mots et sourires ! L'album photos de Nôa s'étoffe.

Après cet intermède, nous reprenons notre marche. Nous voici maintenant dans le couloir qui dessert les loges VIP. C'est écrit sur les portes. Dans l'une d'entre elles se trouve Nikos Aliagas. C'est justement dans celle-ci que Nicolas nous emmène. Il y a beaucoup de monde. Nous apercevons le présentateur habillé d'un tee-shirt long et d'un short ou un caleçon. Les cheveux encore mouillés. Certainement sort-il de la douche ! Nicolas va à sa rencontre et tous deux reviennent vers nous. C'est un moment unique ! On n'a pas l'habitude de croiser un présentateur Télé qui sort de sa salle-de-bains ! Nous ne connaissions Nikos qu'à travers l'écran télé et en costume de dandy ! Présentations faites, Nicolas lui raconte notre histoire, la maladie de princesse Nôa qui fait que ce soir TLMC, avec la complicité des Anges Gardiens, réalise le rêve de notre petite fille. On le sent très attentif, touché même par notre parcours. Avec une extrême gentillesse, il lui présente certaines personnes dans sa loge puis nous invite à profiter pleinement de la soirée autour d'un buffet. Pour nous, vous restez inscrit dans le « *merveilleux* » de ce premier anniversaire de greffe. Merci !!!!

C'est un peu intimidant d'être là où l'on sent bien que tout le monde se connaît. Il faudra un peu de temps pour que Nathalie et Nôa se détendent. Pour moi, cela se fait plus naturellement. D'une part, l'ambiance est très cordiale et d'autre part, je me dis que nous n'aurons plus de sitôt cette occasion. Peut-on dire « *jamais* » dans la vie ?

Il sera très tard lorsque Lætitia et Nicolas nous ramènent à notre hôtel en taxi. Nos remerciements sont encore aujourd'hui très forts pour vous deux.

Nous mettrons un certain temps à nous endormir. La nuit sera courte. Dans quelques heures, nous devons nous rendre dans un parc à thèmes pour de nouvelles aventures. Nous quittons l'hôtel, salués par le personnel qui nous a réservé un accueil exceptionnel et après les avoir remerciés très chaleureusement.

Nous habituerions-nous à la vie parisienne ? Nous gagnons sans encombre Le Val d'Europe et Disneyland Paris. Nous sommes attendus. Une hôtesse, les bras chargés de cadeaux pour Nôa nous escorte au

Disney's Sequoia Lodge, où une chambre est réservée. L'hôtel, construit en pierre et en bois, est niché au milieu de grands arbres. La décoration intérieure est « *raccord* » avec le cadre extérieur. Les tons de vert, beige, brun, ocre se mélangent au bois de couleur sombre. Pour réchauffer l'ensemble, une imposante cheminée de pierre « *double face* », trait d'union entre deux immenses et confortables salons. Nous nous sentons bien dans cette atmosphère cosy et chaleureuse. Merci pour le voyage au pays des séquoias !

Sous le charme de ces lieux, nous allons connaître très vite une autre fascination, un autre monde, à deux pas.

Voici venu le temps de découvrir les attractions qu'offre Disneyland. L'enthousiasme pousse Nôa à vouloir profiter de toutes les possibilités de cette journée. Nathalie et moi, nous allons devoir être vigilants pour sélectionner les animations, car il faut impérativement éviter tout choc sur le greffon qui se situe dans le ventre.

Le Monde des poupées nous attend avec ses costumes folkloriques. Nous voici embarqués pour une mini-croisière qui nous conduira au travers de plusieurs continents, à la découverte des cultures locales.

Notre princesse Nôa vivra un véritable conte de fées dans le château de la Belle au Bois Dormant. Un enchantement ! Elle n'aura même pas peur du dragon !

Nous nous sommes autorisés quelques sensations fortes en prenant le Train de la Mine. Là, nous sommes secoués mais par le rire !

Enhardis, nous avons décollé pour l'Espace avec pour mission d'aider Buzz à vaincre Zorg. Les batailles nous connaissons !

Pour nous remettre de toutes ces émotions, un vieux bateau à aubes nous attendait. Nous avons vogué au fil de l'eau. Allions-nous rencontrer Tom Sawyer sur quelque rive du Mississipi ?

Tous trois, nous sommes allés ainsi d'un parc à thème à un autre. De découverte en découverte, nous avons fait provision de beaux souvenirs et nous nous sommes dit que la vie peut être belle, même si...

Claude vous vouliez nous offrir un voyage au Maroc. Grâce à vous et à l'ingéniosité de Nicolas, nous avons été d'un continent à un autre et même investi l'espace ! Ce séjour à Paris a été magique !

Nous ne savions pas alors que TLMC nous préparez encore une autre occasion de rêver dans notre belle Capitale.

Mars 2011, en compagnie de Claudie, de Nicole qui est bénévole à la maison des parents et d'autres familles d'enfants malades invitées nous prenons le TGV pour Paris. Nous assisterons le soir à un concert à l'Olympia et le lendemain, une journée à Disneyland est prévue. L'ambiance est joyeuse tout au long des quelques heures de trajet en train. A l'arrivée, en gare Montparnasse, sur le quai, les Polos Roses (bénévoles de TLMC) nous accueillent le plus gentiment du monde et nous guident vers des autocars qui nous conduiront dans les différents hôtels parisiens où nous dormirons.

Je suis toujours impressionné par l'organisation de TLMC pour que chacun des invités soit reçu avec le maximum de prévenance et d'attentions. Comme nous avons voyagé toute la matinée et que nous sommes attendus pour une visite privée de l'Olympia, en tout début d'après-midi, avant de monter dans l'autocar, nous recevons chacun un panier-repas que nous prendrons dans nos chambres d'hôtel tout en nous reposant un peu.

Puis ce sera direction la *« salle mythique »* parisienne. A la descente de l'autocar, vision magique, sur la célèbre façade de cette salle culte qui a accueilli les plus grands artistes, nous avons l'immense fierté d'y lire en lettres rouge :

« Le festival de l'Aveyron présente Tout Le Monde Chante contre le cancer ».

Lorsque la nuit sera tombée, à l'heure où le spectacle commencera, elles s'inscriront en lettres de feu, feu de joie qui veut brûler tous les mauvais souvenirs pour n'en garder que les plus beaux, feu de générosité que les artistes mettront sur la scène. Nous sommes éblouis et touchés. Nous ne sommes pas les seuls. L'association a invité des enfants malades et leurs familles en provenance de plusieurs hôpitaux dont Bordeaux et Toulouse.

Le rêve nous a déjà ouvert ses portes ! Tant et si bien que lorsqu'une voiture débouche du sous-sol de l'Olympia, nous reconnaissons Gilbert Montagné et nous le saluons avec de grands gestes. Nous réalisons très vite que c'est peine perdue ! Un grand moment de solitude pour Nathalie et moi mais nous n'en rougissons pas, au *« pays des rêves »* tout est possible, n'est-ce pas ?

Maintenant, c'est les portes de ce *« lieu culte »* qui s'ouvrent devant nous avec, en haie d'honneur, les nombreux bénévoles de TLMC qui sont tous reconnaissables à leurs magnifiques sourires. Ils seront nos guides ! Je peux refaire exactement aujourd'hui cette visite en votre compagnie, chère lectrice, cher lecteur.

Nous descendons un long couloir qui mène au hall d'entrée, tout de rouge tapissé, puis nous découvrons la salle de spectacle avec ses fauteuils également de couleur rouge, ses murs noirs et son plafond bleu. Les répétitions ont commencé. Il nous est possible, soit d'y assister ou de continuer la visite privée. Avec Nathalie et Nôa, nous choisissons dans un premier temps d'aller à la découverte de ces lieux.

Une porte, fondue dans le mur noir, *« accès privé »*, nous permet de pénétrer dans une petite pièce où sont accrochés les moulages des mains des artistes qui ont chanté ici. Puis nous aurons le privilège de visiter l'ancienne salle de billard, toute en tableaux de céramiques, miroirs et boiseries sculptées bleu turquoise. A l'entracte, les spectateurs pouvaient venir faire une partie. Ce temps est révolu, aujourd'hui elle fait fonction de salle d'audition.

En tout dernier lieu, nous accédons aux coulisses avec leurs loges. Un endroit intimiste où les artistes se retrouvent pour faire un bœuf, même prendre un verre au comptoir d'un bar déco années 50. Un endroit minuscule mais grand par tous les souvenirs que contiennent ces murs !

Enormes seront les souvenirs que nous emporterons ! Nous avons eu la chance, ce jour-là, d'y croiser plusieurs artistes, présentateurs et animateurs TV, Anges Gardiens de l'association. M'Pokora, Shy'm, Cyril Hanouna, Frédéric Lopez, Jean-Pierre Pernaut, Gilbert Montagné, Nathalie Marquay, Dave, Hélène Ségara, les acteurs de Plus Belle la Vie... Tous ont donné de leur temps pour quelques échanges avec chaque famille. Notre album de photos dédicacées est de plus en plus gros.

Un bel après-midi dont la fin est marquée par une arrivée, surprise pour certains, attendue par d'autres. Grégoire vient d'entrer, tout de suite très entouré. Jean-Michel, de TLMC, toujours très attentif, vient chercher Nôa pour la présenter à ce chanteur qui est numéro 1 au TOP 5 de ses préférés. Nôa est très intimidée, mais très vite, Grégoire sait la mettre à l'aise et les voilà à discuter longuement. Nous sommes un tout petit peu en retrait, pour laisser Nôa profiter pleinement de cet aparté. Nous ne savons pas encore ce qui nous attend.

Lorsqu'elle revient vers nous, sa pâleur nous interpelle. L'un de nos réflexes, nous touchons son front. Elle est brûlante. Nous réalisons qu'elle a lutté pour vivre cet entretien avec son chanteur préféré. Elle n'a rien dit. C'était si important pour elle. Son admiration pour Grégoire a prévalu sur son état de santé. Maintenant, elle s'écroule littéralement. Notre souci, que cette fièvre qui peut avoir bien des raisons, soit signe de rejet de greffe.

Nous sommes, tout de suite très entourés. Nicole et Claudie restent à côté de nous pendant que, Nicolas et Jean-Michel, informés, appellent, immédiatement, une société de Taxis pour nous conduire à l'Hôpital Pédiatrique Robert Debré, pas très loin de l'Olympia. Présences et réactivité nous ont grandement aidés à ne pas paniquer. Pour nous trois, les festivités s'arrêteront là.

Dès notre arrivée aux Urgences, nous sommes rapidement et d'une manière très personnalisée pris en charge par l'équipe pédiatrique de

Néphrologie. Cela calme déjà toute notre appréhension devant l'inconnu de cet univers hospitalier parisien. Après plusieurs examens, les nouvelles se veulent rassurantes. Toutefois, l'équipe nous explique qu'il est préférable que Nôa reste hospitalisée.

Nous prenons le temps de donner ces dernières informations à Claudie pour la rassurer ainsi que Nicole. Nous lui souhaitons ainsi qu'à toutes les familles, les Polos Roses, les Anges-Gardiens, une belle soirée musicale et une féerique journée le lendemain à Disney's.

Par la suite, nous joignons Nicolas et Jean-Michel, rassurés d'avoir de bonnes nouvelles et nous les remercions très chaleureusement pour tout leur engagement. Nous avions pris des forces, elles serviront à vivre les heures d'hospitalisation qui sont devant nous. Aller du *« rêve à la réalité »* est un puissant énergisant ! Merci Grégoire !

J'ai accordé une très grande place, en vous relatant, avec de nombreux détails et sans ordre chronologique, toutes ces sorties récréatives rêvées par Nôa et réalisées par les associations :

– Dessine-moi une Maison pour la Maison des Parents de Toulouse, Fondation Ronald McDonald

– Rêves, Haute Garonne

– Tout Le Monde Chante contre le cancer, Villefranche-de-Rouergue Aveyron

C'est la marque de la grande place que vos missions ont dans nos vies !

Vous avez fait du bien à Nôa. Vous nous avez fait du bien en tant que parents, en tant que famille.

En réalisant les souhaits de Nôa, hors de portée pour nous, vous nous avez montré que tout espoir est permis.

Nous avons pu reprendre du souffle, tous les trois, en nous décentrant de la maladie, des soins, des médicaments…

Le sentiment d'isolement face à la maladie de son enfant, nous avons pu le partager avec d'autres familles et créer des liens.

Grâce à vous tous, nous luttons toujours avec des forces renouvelées.

Chapitre 28 :
Rien n'est gagné

Et il en faudra des forces. Des hospitalisations en urgence, nous en vivrons plusieurs à nouveau, des courts ou plus longs séjours à Toulouse. Les effets secondaires du lourd traitement médicamenteux, nous les connaissions, mais au fil des mois, ils sont allés en s'accentuant. Diarrhées, gênes respiratoires persistantes dont il faut trouver la cause. Le Professeur Decramer décide de faire des investigations supplémentaires.

Toutes ces hospitalisations vont mettre à mal la présence de Nôa au sein de sa classe. C'est un grand sujet de tristesse pour elle. Nous-mêmes serons dans l'obligation de nous absenter maintes et maintes fois de nos emplois respectifs.

Il faut nous adapter à la « *maladie* » ! Ce n'est pas simple !

Nous voici donc à l'Hôpital des Enfants de Toulouse pour une énième hospitalisation. Radiographies, échographies, scanner, IRM, lavage broncho-alvéolaire.

Rien, aucun des résultats ne vient mettre un nom sur la cause de tous ces malaises. L'équipe médicale de Néphrologie poursuit les explorations et après concertation, le Professeur Decramer nous annonce que Nôa présente une intolérance à l'un des médicaments antirejet ce qui entraîne tous ces effets indésirables. Il décide de le changer.

Nous voici rendus chez nous avec une nouvelle médication. Il ne se passera pas plus de quelques jours avant que les ennuis recommencent. Nôa ne se sent pas bien. Elle présente une forte fièvre, près de 40°. Nous repartons en urgence sur Toulouse. Une ponction biopsie rénale et des examens complémentaires mettent en évidence un rejet de greffe. Nous sommes totalement désemparés. Nous ne pensions pas qu'au bout de quinze mois, nous allions entendre un tel diagnostic.

Immédiatement notre fille est prise en charge dans le service de Néphrologie avec un sévère traitement pour contrecarrer ce rejet. Deux longs mois avant que la situation soit maîtrisée, sous contrôle et que nous puissions rentrer tous trois chez nous.

Deux mois où nous avons craint chaque jour le pire. Craint que Nôa perde son rein et qu'elle soit de nouveau dans l'obligation d'être dialysée.

Avec Nathalie, nous nous disons qu'il nous faut apprendre que tout est incertain, que rien n'est acquis. C'est très compliqué !

Mais la vie nous offre une nouvelle respiration.

L'organisme de Nôa assimile bien le nouveau traitement. Plus aucun effet secondaire noté, plus d'aller-retour intempestif sur l'hôpital de Toulouse, hormis pour les contrôles habituels, si je puis dire ! Nôa va régulièrement à l'école. Merci la vie de nous offrir des moments de calme et de douceur.

Nous reprenons nos quotidiens parsemés de tous les plaisirs que sont la famille et les amis. Nôa est un beau soleil qui éclaire nos journées. Nous la regardons grandir, s'amuser avec Benjamin *« son petit frère »*.

Oui, nous sommes heureux ! Au jour le jour !

Chapitre 29 :
La Force de l'amour

Pourtant, ce bonheur si simple va connaître un grand bouleversement. J'avais très vite évoqué la maladie de mon papa. Cette maladie qui l'invalide depuis bien des années et use son corps mais aussi son esprit. On sent bien qu'il est arrivé au terme de son combat. Des souffrances il en a trop connues. Hospitalisé, il nous répète qu'il ne veut plus souffrir. Qu'il ne peut plus se voir diminué et qu'il ne veut pas nous infliger la douleur de le voir diminué. Nous sentons bien qu'il n'en veut plus de cette vie-là...

Avec maman, ma sœur nous réfléchissons à ce qui est le mieux pour lui. Faut-il, coûte que coûte ranimer une flamme déjà presque éteinte ou laisser l'équipe des soins palliatifs accompagner papa pour son meilleur confort dans cette phase terminale de sa maladie ?

La question ne se pose même pas. L'amour de son épouse, l'amour de ses enfants ne peut s'exprimer autrement qu'en acceptant que la fin soit la moins difficile possible, la plus confortable possible. Geste ultime d'amour qui ne cherche que le repos de l'autre.

Malgré le sentiment de culpabilité éprouvé, je préfère cette fin de vie accompagnée, qu'un geste de désespoir qu'il aurait pu avoir pour abréger ses souffrances, comme son propre père...

Papa n'a jamais vraiment eu peur de la mort. Souvent même, il en plaisantait. Avec humour, il nous disait :

— Vous ouvrirez une bouteille de champagne...

Savait-il ? Ou pressentait-il ? Voulait-il nous habituer à cette idée ?

Papa avait certainement plus peur de la maladie et ses turpitudes...

C'est un dernier cadeau que nous avons voulu lui offrir... Nous t'aimons Papa.

Le jour des obsèques, je n'ai pas pleuré. C'est lorsque ses cendres ont été dispersées au pied d'un immense chêne centenaire qu'il affectionnait que j'ai réalisé que je ne le verrai plus.

Ce chêne est le symbole de la destinée de mon père qui l'a vu traverser de si grandes atrocités pendant son enfance qu'il en est devenu quelqu'un de droit, de fort, de juste, de bon et généreux. Papa, tes valeurs portent un nom, *« humanité »*.

Papa était un homme de conviction, engagé jusqu'au bout de ses colères contre les injustices, le poing levé. Un homme prêt à défendre quiconque contre le danger. Ainsi, il n'avait pas hésité à porter secours à une dame qui se faisait agressé au couteau. Il avait lui-même était blessé à l'omoplate.

Nous avons bien eu de la chance de grandir avec des parents qui nous ont inculqué le sens du partage et le respect de l'autre. Pour eux, l'argent n'avait de valeur que parce qu'il pouvait être partagé avec ceux qui n'en avaient pas. La richesse était dans toutes les couleurs de peau.

Je suis fier et admiratif de mes parents. Fier de la belle éducation que nous avons reçue, ma sœur et moi. Fier de toutes les valeurs données, héritage intemporel que je transmets, à mon tour et avec Nathalie, à notre fille.

La vie est là devant nous et elle est en nous !

Nous avons tant appris des douloureuses épreuves traversées.

Parce que nous avons été ébranlés, jetés à terre nous avons su ce qu'était être fort.

Parce que nous avons été entourés, accompagnés, nous savons que l'amour relève.

Parce que justement nous savons que nous devrons vivre d'autres turbulences face à la nécessité d'une nouvelle greffe, nous profitons de chaque instant du temps présent.

Parce que nous avons vu nos espoirs balayés et renaître nous avons compris qu'un lendemain existe. Il rend notre présent plus serein.

Ce qui importe, c'est aujourd'hui. Donner au quotidien la couleur de « l'extraordinaire ». Le partager en famille, avec les amis. Oh ! C'est tout simple ! Il ne faut guère plus pour être heureux !

Le pas d'hier dans la souffrance, a affermi le pas d'aujourd'hui dans la sérénité, celui-ci laisse tout son rêve au pas de demain.

Nôa a inscrit sur le tableau de ses rêves, en première position, « apercevoir, voir et parler avec Guillaume Canet et Marion Cotillard » au Cap Ferret.

Avec Nathalie, d'un même pas, notre plus beau rêve, « dénicher un petit nid d'amour dans notre petit coin de paradis, nous y installer » au Cap Ferret, n'est-ce pas…

Nous sommes en marche !

Remerciements

Un peu plus de 8 ans que la maladie de Nôa a fait irruption dans nos vies. Comment ne pas vous dire notre gratitude pour la qualité des soins prodigués à notre fille. Lorsque je la regarde aujourd'hui, comment ne pas vous remercier :
– Professeur Stéphane DECRAMER, Néphrologue
– Docteur Claire LE TALLEC, Diabétologue
ainsi que toutes les équipes médicales, paramédicales, les équipes soignantes qui ont croisé notre route à l'Hôpital des Enfants de Toulouse et nous accompagnent encore aujourd'hui.

Des remerciements plus anonymes mais oh combien sentis à l'ensemble des Personnels, aux multiples associations qui œuvrent pour le meilleur confort moral et matériel des enfants malades.

Un très grand merci aux médecins-généralistes de Villefranche-de-Rouergue pour leur suivi.

Toute notre reconnaissance à l'Ecole à l'Hôpital et le Service d'Accompagnement Pédagogique à Domicile. Grâce à vous, Nôa a pu retrouver un peu de son univers d'écolière. De chaleureux remerciements aux maîtresses, Annie et Claudie.

Comment ne pas vous dire notre attachement tout particulier, nous avons pu faire de la Maison des Parents de Toulouse, *« notre maison »* et offrir la sécurité de notre présence à notre enfant tout au long de ses hospitalisations. Nous y avons trouvé écoute, empathie, humanité, disponibilité. Mille mercis à :
– Michel REGLAT, Président Fondateur de Dessine-moi une Maison
– La Fondation Ronald McRonald
– Vincent CLERC, Parrain de la Maison des Parents
– Les Partenaires et Amis
– Les équipes de salariés et bénévoles de la Maison des Parents

Vous menez *« en chantant »* le combat pour la vie. Nous vous serons toujours reconnaissants d'avoir fait chanter nos cœurs dans notre combat. Tous les mercis du cœur à :
« Tout Le Monde Chante contre le cancer ».
– Nicolas Rossignol, Président Bénévole
– Les Anges Gardiens
– Les Partenaires
– Les équipes salariées et bénévoles, les *« Polos Roses »*

Après le cauchemar, vous avez été notre premier *« rêve »*. Merci à
– L'association *« Rêves »* Haute Garonne et ses Bénévoles

Pour ce chemin d'écriture que nous avons fait ensemble, Merci Claudie DOMBOY

Je remercie chaleureusement Paul NAHON d'avoir permis la publication de ce livre.

Des remerciements plus anonymes mais tout aussi chaleureux à celles et ceux qui ont contribué à son impression.

A Willy Malbosc, photographe, un très grand merci pour avoir offert la couverture du livre.

A Elise Martins pour son amitié.

Sommaire

Edité par Intelligence Média - Toulouse
Dépôt Légal : à parution
Achevé d'imprimer en juin 2016
par Espace Courrier - 34500 BEZIERS
N° ISSN

Printed by Amazon Italia Logistica S.r.l.
Torrazza Piemonte (TO), Italy

74255854R00103